INKE JOCHIMS
Süchtig nach Süßem?
Das KOCHBUCH zum
Ausstieg aus der Zuckersucht

Impressum

Bildnachweis:

iStockphoto.com: Cover, S. 17, 20, 21, 32, 33, 36, 38, 39, 40, 41, 47, 132
fotolia.de: S. 12, 23, 27, 29, 31, 34, 35, 37
dreamstime.com: S. 22
Peter Barci: Rezeptfotos S. 55-129
Autorenfoto beigestellt

Impressum:

ISBN 978-3-7088-0577-1

Copyright:

Kneipp-Verlag GmbH & Co KG
Lobkowitzplatz 1
A-1010 Wien
www.kneippverlag.com
www.facebook.com/KneippVerlagWien

Autorin:	Mag. Inke Jochims
Lektorat:	Mag. Eva Manhardt
Korrektorat:	Mag. Franz Ebner
Umschlaggestaltung:	Kathrin Steigerwald, Hamburg
Grafische Gestaltung:	Oskar Kubinecz
Druck:	Theiss GmbH, A-9431 St. Stefan
	Printed in Austria

1. Auflage, Februar 2013

Hinweis:

Die Rezepte in diesem Kochbuch wurden sorgfältig recherchiert, erstellt und geprüft. Ebenso wurde mit allen Aussagen über Nahrungsmittel verfahren. Dieses Buch kann keinen Arzt und keinen Psychotherapeuten ersetzen. Bei schweren Essstörungen muss ein Facharzt oder Psychologe aufgesucht werden. Autorin und Verlag weisen darauf hin, dass vor jedem Gebrauch von Nahrungsergänzungsmitteln und jeder Gewichtsreduktion eine Abklärung der individuellen Gegebenheiten mit einem Arzt erfolgen muss. Alle Angaben in diesem Buch erfolgen daher ohne jegliche Gewährleistung und ohne Garantie seitens des Verlags oder der Autorin. Eine Haftung der Autorin und des Verlags oder deren Beauftragter für Personen,- Sach- oder Vermögensschäden ist ausgeschlossen. Alle Inhalte dieses Buches sind urheberrechtlich geschützt. Alle Rechte sind vorbehalten.

INKE JOCHIMS

Süchtig nach Süßem?

Das KOCHBUCH zum Ausstieg aus der Zuckersucht

Mit Rezeptfotos von Peter Barci

Inhalt

Einführung 6
Nahrung, die zur Sucht beiträgt 12
Superfood 28

Frühstück 45
    Green-Smoothie-Grundrezept 46
    Feldsalat-Bananen-Weintrauben-Smoothie 46
    Eisbergsalat-Himbeer-Apfel-Smoothie 46
    Vitamin-Smoothie 48
    Smoothie mit Bienenpollen 48
    Smoothie mit Beeren 49
    Smoothie mit Maca 49

Vormittagssnack 51
    Basilikumaufstrich 52
    Avocado-Dip 53
    Heidelbeer-Aprikosen-Joghurt 54
    Keimsprossen-Frühstück 56
    Quark mit Obst 57
    Warmes Frühstück mit Quinoa 58

Mittagessen 61
    Oliven-Tapenade mit Gemüsesticks 62
    Guacamole 64
    Salat mit Maca-Thai-Dressing 65
    Gurkensalat mit Chia-Samen 66
    Hühnerbrustsalat mit Chia-Samen 67
    Warmer Quinoa-Salat 68
    Kalte Shrimps-Suppe 70
    Weiße Bohnensuppe 71
    Rote Paprikasuppe 72
    Quinoa-Bratlinge 74
    Grünkern-Gemüse-Paprika 75
    Grünkohlauflauf mit Hirse 76
    Dinkel-Gemüse-Risotto auf Brunnenkresse-Creme 77
    Gefüllte Kohlrabi mit Pilzrisotto 78
    Überbackene Zucchini in Tomatensoße 80
    Quinoa-Risotto 81
    Zucchini-Tomaten-Zwiebel-Gratin 82
    Dinkelspaghetti mit Sesamgarnelen 84

Ingwerspaghetti	85
Wirsingrouladen mit Tofu	86
Tomatensoße	88
Tofu-Auflauf mit Kräutern	89
Quinoa-Jambalaya	90
Artischockencurry mit Tofu	92
Hühnerbrust mit Kokosmilch und Ingwer	93
Linsencurry mit Tofu	94
Putengeschnetzeltes mit Apfel und Aprikosen	96
Lachsschnitte mit Dinkel-Spaghetti-Puffer	97
Zander mit Topinamburkruste und Tomatensauerkraut	98

Nachmittagssnack 101

Raw-Chocolate-Goji-Snack	102
Schoko-Joghurt	104

Abendessen 107

Wild-Green-Smoothie	108
Petersilien-Smoothie	108
Rohe Koriandersuppe	108
Bärlauchsuppe	109
Erbsensuppe mit Shiitake	110
Garnelensuppe	112
Scampi auf Rucola mit Walnussöl	113
Fischsuppe mit Aprikosen	114
Spinat mit Champignons	116
Wintergemüse	117
Putenbruststreifen auf Gemüse	118
Gemüse mit Knoblauch	120
Chinakohl mit Garnelen	121
Garnelen mit Glasnudeln	122
Gemüsepfanne mit Huhn und Garnelen	124
Hühnerbrust auf Fenchelgemüse	125
Gebratene Maispoularde auf frischem Traubenkraut	126
Rotbarschfilet auf Kartoffelsalat	128
Felchenfilet mit grüner Soße	130

Süchtig nach Süßem?

Einführung

Die Sucht beginnt mit einem Keks. Einem Schokoladenkeks. Dem Riegel aus Schokolade. Der Praline, dem Stück Torte, der Milchschokolade. Nur ein Stück, ich werde morgen eine Radtour machen, sagt sich der geplagte Geist, nur ein Keks, gleich morgen wird Buße getan und Rad gefahren, schwimmen gegangen, gelaufen. Ich lasse das Abendessen weg. Nur einer.

Der erste Keks, der erste Biss. Ein entspannendes, köstliches Gefühl durchströmt den Körper. Die Stimmung bessert sich fast sofort, bis auf den Ruf des schlechten Gewissens, aber es geht nichts über die Erleichterung. Zucker ist ungesund und macht dick, egal. Ich will ihn und ich will ihn jetzt!

Ein Keks wäre ja kein Problem. Ein Stück Schokolade. Eine Gabel Kuchen. Aber dann setzt irgendetwas aus. Psychologen nennen es Kontrollverlust. Bevor man wahrnimmt, was geschehen ist, ist die Packung leer, die Tafel verputzt, der Kuchen gegessen.

Ich bin sehr oft gefragt worden, wann Zuckerkonsum normal ist und wann Sucht beginnt. Ich kann mich hier nur wiederholen: Ich messe es am Ausmaß des Kontrollverlustes. Dieser ist nicht prinzipiell, sondern graduell. Manche Menschen nehmen sich vor, ein Stück Schokolade zu essen, und essen zwei. Das ist kein Problem. Manche Menschen nehmen sich vor, ein Stück zu essen, und essen zwei Tafeln. Manche fünf. Jeden Abend eine Tafel? Jeden?

Zuckersucht hat häufig, aber nicht immer mit dem Gewicht zu tun. Ich habe Fotomodelle kennengelernt, die schokoladensüchtig sind. Sie haben ihr Gewicht gehalten, indem sie nach dem nachmittäglichen Konsum einer Tafel Schokolade noch eine Stunde joggen gingen.

Warum ein Kochbuch für den Ausstieg aus der Zuckersucht?

Erst vor kurzem schrieb mir eine Leserin meiner Bücher: „Ich habe sehr oft nachmittags gegen 16, 17 Uhr plötzlich Appetit auf ungesunde Nahrungsmittel (Süßigkeiten, Kuchen, Eis, Wein, Nudeln gehen auch), obwohl ich gut und vollwertig Mittag gegessen habe und obwohl ich sonst nicht so sehr auf ‚süß' stehe. Nur wenn ich in Arbeit versunken bin, taucht das Problem nicht auf … Je stressiger mein Leben gerade ist, um so ausgeprägter das Problem."

Zuckersucht – bzw. die Sucht nach Weizen und Zucker – hat zwei Ursachen. Die eine ist psychologischer Natur, man kann das unter dem Begriff „Stress" zusammenfassen. Stress, der auf der Basis äußerer oder innerer Konflikte, Arbeitsüberlastung, Beziehungskrisen usw. entsteht, kann Angst oder Ärger auslösen, meist eher Angst, und Zucker ist fähig, Angst zu mildern. Deshalb essen Menschen unter Stress mehr Zucker. Zusätzlich sorgt ein fein ausgeklügeltes Hormonsystem dafür, dass der Steinzeitmensch – für den unser Gehirn uns immer noch hält – nach einer überstandenen Gefahr sich in seine sichere Höhle verkroch und durch Konsum von genügend Nahrung regenerierte. Ein äußerst sinnvoller Mechanismus, wenn die Gefahr, vor der man davongelaufen war, ein Bär war; nicht so gut, wenn die Gefahr der Chef ist und die Höhle auf die Süßigkeitenschublade im Büro reduziert wird.

Aber es gibt auch eine körperliche Ursache für Zuckersucht und dagegen kann man mit richtiger Ernährung etwas unternehmen. Falsche Ernährung kann sehr wohl Heißhungerattacken auslösen. Und richtige Ernährung kann sehr wohl Heißhungerattacken mildern bzw. sogar ganz aufheben. Alles beginnt mit dem richtigen Essen. Ob der Chef nun psychologisch als Gefahr empfunden wird oder nicht: Mit schlechter Ernährung begegnen wir ihm garantiert nicht gelassen. Richtig essen ist eine Kompetenzfrage und dieses Buch möchte Kompetenzen vermitteln.

Dieselbe Leserin, die oben zitiert wurde, schrieb weiter: „Zweimal im Jahr bin ich im Retreat. Dort gibt's vegetarisches Essen – leider oft mit weißem Reis oder weißen Nudeln und nur sehr wenig Protein (nur ca. 2 bis 3 EL Tofu im Gemüse, und das auch nicht immer). Nach ca. 4 bis 5 Tagen mit diesem Essen bekomme ich nicht nur Hunger, sondern auch richtig schlechte Laune (reizbar, empfindlich), diesmal hat sich sogar mein Zyklus verschoben, bis ich wieder 4 bis 5 Tage ‚normal' gegessen habe ... Ich würde gerne verstehen, was da passiert und was ich dagegen machen kann."

Was ist eigentlich Zuckersucht?

Zuckersucht ist eine Energiekrise des menschlichen Gehirns. Unter bestimmten Umständen befiehlt das Gehirn den Konsum von Zucker oder zuckerhaltigen Nahrungsmitteln. Es befiehlt diesen Konsum so unwiderruflich, dass es den sogenannten „freien Willen" („Morgen werde ich nur noch Selleriestangen essen") vollständig außer Kraft setzt.

Das menschliche Gehirn ist von Glukose, einem Zuckermolekül, abhängig. Wenn wir Kohlenhydrate wie Brot, Kartoffeln, Nudeln etc. verzehren – oder eben auch Zucker –, dann wird im Darm diese Nahrung zur kleinsten Einheit des Zuckers, der Glukose, verstoffwechselt. Das Gehirn stirbt binnen weniger Minuten, wenn es keine Nahrung bekommt und daher hat es bei der Versorgung mit Nahrung absolute Priorität vor allen anderen Organen des Körpers. Es kann sämtliche Sättigungssignale ignorieren, wenn es der Ansicht ist, seine Nahrung, Glukose, zu brauchen. Ein noch so gutes und vollwertiges Mittagessen hilft nicht, wenn das Gehirn in eine sogenannte Energiekrise gerät, denn dann befiehlt es Nahrungsaufnahme, auch wenn der Rest des Körpers satt ist, auch wenn der Magen gefüllt ist, auch wenn die Fettzellen vor Energie nur so bersten.

Der Arzt und Medizinprofessor Dr. Achim Peters hat dieses Prinzip erforscht und im Jahr 2011 unter dem Titel „Das egoistische Gehirn" veröffentlicht. Je ausgeprägter die Energiekrise, desto deutlicher der Zwang, etwas zu essen, und zwar solche

Lebensmittel, die schnell die gewünschte Glukose liefern. Achim Peters hat sehr deutlich gemacht, dass das Gehirn fähig ist, auch gegen die Interessen des Körpers zu arbeiten: Auch wenn weitere Nahrungsaufnahme dem Körper definitiv schadet, erzwingt das Gehirn sie, um an die benötigte Glukose zu kommen. Das Gehirn hat immer, immer Priorität.

Warum kommt es zu Energiekrisen? Im Körper gibt es zwei Systeme und manchmal arbeiten diese Systeme gegeneinander. Das eine ist das Gehirn und sein Bedürfnis nach Glukose, das andere das Insulinsystem, das die Aufgabe hat, den Blutzuckerspiegel ausgeglichen zu halten.

Nehmen wir an, wir hätten jetzt gerade einen Muffin verzehrt (der ist sehr zuckerhaltig und enthält auch sehr viel Weizenmehl). Sowohl Blutzuckerspiegel als auch Insulinspiegel steigen rasant an. Und was passiert? Schon nach relativ kurzer Zeit, meist nach ca. zwei Stunden, sinkt der Anteil der Glukose im Blut, also der sogenannte Blutzuckerspiegel, wieder ab und das Gehirn ist mit Glukose unterversorgt. Es sorgt also dafür, dass wir jetzt wieder unbedingt einen neuen kleinen Bagel möchten. Gehirn und Körper arbeiten da in gewisser Hinsicht gegeneinander: Der Körper möchte den Blutzuckerspiegel konstant halten und schüttet nach dem Konsum Insulin aus. Das Insulin transportiert die Glukose in die Muskel- und auch Fettzellen. Dadurch registriert das Gehirn aber wieder einen Mangel – und das toleriert es nicht. Das Gehirn ist übrigens das einzige Organ, welches nicht von Insulin abhängig ist, um Nahrung aus dem Blut aufnehmen zu können.

Je weniger insulin- bzw. blutzuckersteigernd ein Lebensmittel ist, desto weniger arbeiten Gehirn und Körper gegeneinander. Aus diesem Grunde ist es notwendig, die richtigen Lebensmittel zu wählen, um diesen Teufelskreis nicht immer wieder in Gang zu setzen. Das ist wie mit einem schlafenden Hund: Wenn man ihn nicht tritt, beißt er auch nicht.

Um der Zuckersucht zu begegnen, müssen wir also etwas akzeptieren, was uns Europäern – und auch den Amerikanern – sehr schwerfällt: Das menschliche Gehirn lässt unter bestimmten Bedingungen keinen freien Willen zu. Wir haben ständig das Gefühl, mit ein wenig Disziplin müsste es doch gehen. In wirklich akuten Momenten – und das Gehirn bestimmt, wann es akut ist – gelingt das aber nicht. Man kann gegen diesen Mechanismus nicht arbeiten. Keine Ideologie, kein Guru, keine Macht der Welt kann das. Das Gehirn in einer Energiekrise ist stärker als jede Strafe, jedes Verbot, jede Selbstdisziplin. Das Einzige, was man tun kann, ist, es nicht in eine Energiekrise geraten zu lassen.

Man muss einen schlafenden Hund nicht treten und man kann Lebensmittel wählen, die eine konstante Versorgung des Gehirns gewährleisten, so dass dieser Mechanismus nicht ständig ausgelöst wird. Welche das sind, werde ich im Einzelnen erklären.

Warum gerade nachmittags?

Probleme mit der Zuckersucht zeigen sich meist zu zwei „Krisenzeiten" während des Tages. Die erste Krise, die meist leichter überwindbare, ist um ca. 11 Uhr,

die zweite zwischen 16 und 17 Uhr, genau wie es die oben genannte Leserin formuliert hat. Das sind die Zeiten, wo der Schwur nach einem gesunden Leben regelmäßig gebrochen wird. Das sind die Zeiten, wo es tückisch wird.

Warum das so ist, ist schnell erklärt. Zu beiden Uhrzeiten spielen die körpereigenen Rhythmen eine wichtige Rolle. Und: Die meisten Menschen essen um ca. 9 Uhr Frühstück und zwei Stunden später ist wegen der hohen Insulinausschüttung, die diese Mahlzeit mit sich bringt, der Blutzuckerspiegel abgesackt und das Gehirn unterversorgt. Die erste kleine Krise ist daher häufig morgens ab 10 oder 11 Uhr, je nach Frühstück. Aber so richtig unangenehm wird derselbe Mechanismus (Mittagessen – Insulinstimulierung – Unterversorgung des Gehirns) erst am Nachmittag, denn da sackt zusätzlich zum Blutzuckerspiegel auch noch der Serotoninspiegel ab. Und bei einem Mangel an Serotonin giert das Gehirn nach Kohlenhydraten. Nicht umsonst lädt man sich weltweit zu dieser Stunde gegenseitig auf ein Stück Kuchen ein, nicht umsonst fängt dann der Tee der Engländer mit Toast und Marmelade an. Es geht wahrscheinlich für viele Betroffene nicht ohne einen Snack zu diesem Zeitpunkt. Denn zu diesem Zeitpunkt sorgen sehr viele Hormone und Botenstoffe dafür, dass der Mensch vor einer langen, kalten Nacht in der Höhle, so wie unser Gehirn sie antizipiert, noch genügend isst. Aber der Snack muss nicht für den Rest des Tages Heißhungerattacken auslösen, er kann auch so gestaltet werden, dass ein Stück genügt.

Man kann diese Zeiten also so auffangen, dass die entsprechenden Krisen nicht mehr ausgelöst werden. Ich mache in diesem Buch einige Vorschläge dazu.

Nahrung und Gehirn

Nach allem, was bisher gesagt wurde, ist nun klar: Entscheidend ist, dass die zugeführte Nahrung nicht zu einer Insulinstimulierung beiträgt, denn diese führt zu Energiekrisen im Gehirn und somit zu unerwünschten Verhaltensweisen in Bezug auf das Essen.

An dieser Stelle muss ich noch auf eine wichtige Unterscheidung hinweisen, nämlich die zwischen Blutzuckerspiegel und Insulinspiegel. Der glykämische Index misst den Anstieg des Blutzuckerspiegels nach dem Konsum eines Lebensmittels. Häufig, aber nicht immer steigt der Insulinspiegel nach dem Konsum eines Lebensmittels in etwa gleich wie der Blutzuckerspiegel an. Aber eben nicht immer. Es gibt eine ganze Reihe von Lebensmitteln, bei denen der Insulinspiegel sehr viel stärker ansteigt als der Blutzuckerspiegel, z.B. bei eiweißreicher oder fetter Nahrung. Für das Gehirn und die Vermeidung von Energiekrisen ist aber wichtig, dass der Insulinspiegel nur mäßig ansteigt.

Je mehr die Nahrung den Insulinspiegel nach oben treibt, desto schneller gerät das Gehirn in eine Unterversorgung und fordert neue Nahrung. In diesem Kochbuch habe ich daher darauf geachtet, nur solche Nahrungsmittel zu verwenden, die weder süchtig machen noch eine zu schnelle Insulinstimulierung auslösen. Damit bleibt der Blutzuckerspiegel stabil und Heißhungerattacken werden vermieden. Gleichzeitig wird der Körper so mit Nährstoffen versorgt, dass auch in dieser Hinsicht keine Heißhungerattacken ausgelöst werden. Schlussendlich sorgen die richtigen Fette dafür, dass mit der Zeit ein ausgeglichenes Verhältnis zwischen Omega-3- und Omega-6-Fettsäuren entsteht. Damit ist auf physiologischer Ebene alles getan, was man tun kann, um Heißhungerattacken zu vermeiden, sich gesund zu ernähren und, wenn man das möchte, auch Gewicht zu verlieren. Die Rezepte sind mit Nährwertangaben versehen; es ist also möglich, sich die Mahlzeiten so zusammenzustellen, dass man Gewicht verliert. Es handelt sich aber nicht primär um eine Diät, sondern um eine Auswahl von Rezepten, die auf Lebensmitteln basieren, die alle gemeinsam haben, dass sie den Blutzuckerspiegel nicht destabilisieren, keine Energiekrise des Gehirns auslösen, eine hohe Nährstoffdichte im Verhältnis zum Kaloriengehalt haben und somit Krankheiten und Übergewicht vorbeugen.

Ernährungsumstellung

Ernährungsumstellungen sind nicht leicht. Was wir essen, wann wir essen, wo wir essen, ist sehr tief mit dem Gefühl von Identität verknüpft, mit unserer Familie und mit eigenen Glaubenssätzen. Es würde den Rahmen dieses Buches sprengen, eine Analyse dieser Einflüsse vorzunehmen, aber ich möchte kurz auf einige wichtige Punkte eingehen.

Sehr viele Menschen kaufen sich ein Ernährungsbuch, wie z.B. dieses, und versuchen, am nächsten Tag „alles richtig" zu machen. Dabei übersehen sie, dass Essen erlernt ist und die Nahrungsmittel, die man sich häufig auswählt, erstens eine hohe emotionale Bedeutung haben und zweitens häufig nur halb bewusst, gewohnheitsmäßig konsumiert werden. Der Geburtstagskuchen, der Lieblingskäsekuchen für Freunde, die Frustschokolade, das Zuckerbrot der Großmutter, der Gänsebraten zu Weihnachten, die Spaghetti beim Italiener – all das sind Nahrungsmittel, die mit sozialen Ereignissen und Gefühlen verknüpft sind. Menschen essen viele Mahlzeiten gemeinsam mit anderen Menschen. Sie essen Mahlzeiten in der Familie und sie essen Mahlzeiten mit Freunden.

Alle Menschen haben Essen von den Bezugspersonen gelernt, mit denen sie aufgewachsen sind, und das bestimmt das Essverhalten unbewusst sehr stark mit. Durfte Essen Geld kosten? Oder musste es billig sein? Musste es schnell gehen? Wurde aufwendig gekocht? Welche Lebensmittel wurden ausgewählt? Es lohnt sich, diese Fragen zu stellen, wenn man seine Ernährung umstellen möchte. Denn dann wird einem bewusst, was die tägliche Auswahl von Nahrungsmitteln wirklich bestimmt. Was haben die Eltern über Ernährung gedacht? Was haben sie dazu gesagt? Was haben sie faktisch vorgelebt?

Die Nahrungsmittel, die man auswählt, haben häufig sowohl eine physiologische Wirkung als auch eine emotionale Bedeutung. Bedeutet Zucker Glück, Zufriedenheit, Geborgenheit? Ist er Belohnung? Trost? Ist es überhaupt erlaubt gewesen, andere Nahrungsmittel zu essen, als in der Herkunftsfamilie üblich? Wer kauft in der aktuellen Situation ein? Sie selbst? Der Partner? Wer kocht? Wessen kulinarische Wünsche werden dabei berücksichtigt? Ist die Vorratskammer immer voll, falls mal Besuch kommt? Essen Sie alleine und dann schnell im Stehen? Oder kochen Sie für eine Familie? Fordern die Kinder oder der Partner die gewohnten Näschereien ein und werden wütend, wenn plötzlich anders gekocht wird? Essen ist sehr, sehr eng mit dem aktuellen Beziehungsgeschehen verknüpft. Und wer sein Essverhalten nachhaltig ändern will, der muss sehr viele Beziehungen zu Freunden, Kindern, Partnern, Eltern, Großeltern neu verhandeln. Gewohnheiten und Beziehungen kann man verändern, aber das braucht Zeit, Übung und Aufmerksamkeit.

Auch bei allem Bemühen ist es nicht möglich, immer und überall das Richtige zu essen. Wer mit anderen Menschen isst und das auch weiterhin tun will, der muss Kompromisse machen hinsichtlich dessen, was gekocht wird. Aber es ist nicht notwendig, alles in den Mund zu stecken, was gekocht wurde. Es ist viel gesünder, eine langsame Änderung des eigenen Verhaltens anzustreben, als ab morgen alles richtig machen zu wollen, und das auf einen Schlag. Man scheitert mit Sicherheit und das wäre schade. Kochen Sie also besser einige Gerichte nach, nehmen Sie die Rezepte als Anregung, machen Sie kleine Schritte.

Jetzt ist alles egal ...

Ich habe mit sehr vielen Menschen gesprochen oder korrespondiert, die nach einem Stück Kuchen dachten: „Jetzt habe ich sowieso alles kaputt gemacht, jetzt ist es auch schon egal" und dann vielleicht Wochen brauchten, um wieder zurückzufinden. Verdeutlichen Sie sich einfach Folgendes: Die Wirkung von einem Stück Kuchen auf den Körper ist meist überschaubar; wenn Sie eines essen, ist weder alles kaputt noch alles egal. Wenn Sie sich verfahren haben, dann fahren Sie an den Straßenrand und sehen auf der Karte nach, kehren um und erreichen Ihr Ziel. Sie fahren nicht voller Wut Ihr ganzes Auto gegen den Baum. Sie geben auch Ihr Ziel nicht auf. Sie fahren los und erreichen Ihr Ziel, auch wenn es etwas länger gedauert hat als geplant.

Die Haltung „Ich habe alles kaputt gemacht" ist falsch und kontraproduktiv und genau so ist es mit „Jetzt ist alles egal". Ein Stück ist ein Stück. Davon stirbt keiner und kein Leben geht davon zu Bruch. Es kommt also nicht auf das Stück an, sondern wie mit der Tatsache, dass das Stück konsumiert wurde, emotional umgegangen wird. Wenn Sie ein Stück gegessen haben, haben Sie ein Stück gegessen. Punkt. Und dann machen Sie mit dem, was sie erreichen wollen, weiter.

Dies ist kein Buch über Ernährungspsychologie. Ich glaube nicht daran, dass das Problem *allein* mit psychologischen Mitteln gelöst werden kann; ich glaube, dass eine Ernährungsumstellung ebenso wichtig ist. Ich werde Ihnen jetzt einige Lebensmittel vorstellen, die Zuckersucht und Heißhungerattacken fördern, und einige Lebensmittel, die man nutzen kann, um Zuckersucht zu begegnen. Sie werden überrascht sein.

Nahrung, die zur Sucht beiträgt

Zucker

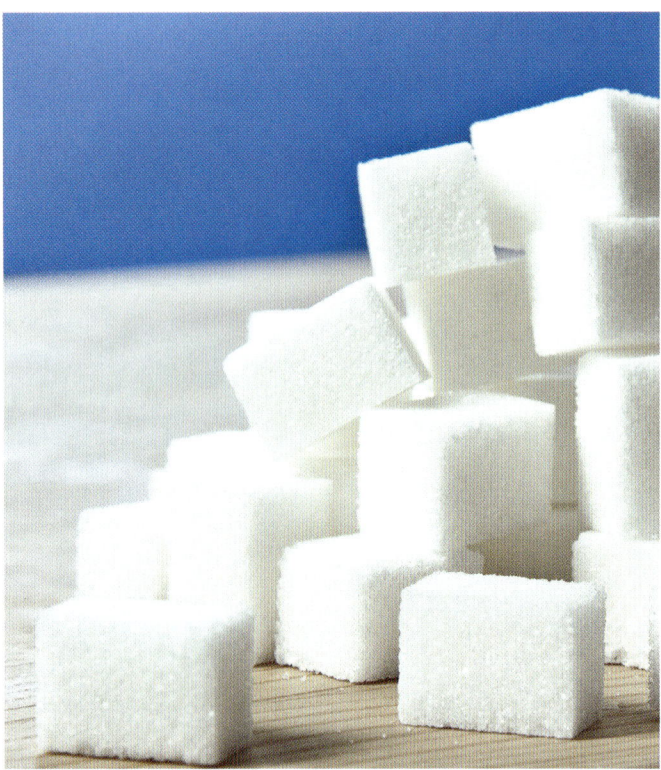

Der Begriff „Zucker" kann irreführend sein. Die meisten Menschen denken beim Begriff „Zucker" an weißen Haushaltszucker. Der Begriff „Zucker" kann aber eine Menge Bedeutungen haben und um zu verstehen, wonach man eigentlich süchtig ist oder worauf man mit Blutzuckerspiegelschwankungen reagiert, ist es wichtig zu wissen, was Zucker wirklich ist.

Kohlenhydrate sind ein Teil der drei Grundnährstoffe, die der Körper braucht, um zu existieren, die anderen beiden sind Fett und Proteine (Eiweiß). Was genau sind Kohlenhydrate? Wesentliche Bestandteile von Nahrungsmitteln. Stärke, Zucker, Ballaststoffe – all das sind Kohlenhydrate, wobei Stärke und Zucker die Energiereserven der Natur sind, denn sie werden aus Sonnenlicht, Kohlenstoffdioxid und Wasser gebildet. Die einfachste Form der Kohlenhydrate sind die Einfachzucker, die Monosaccharide. Das bedeutendste Monosaccharid ist die Glukose, die sowohl als Einfachzucker als auch als Grundbaustein von Stärke in Nahrungsmitteln vorkommt. Weitere Monosaccharide sind Fruktose und Galaktose. Durch die Verbindung zweier Monosaccharide entsteht ein sogenanntes Disaccharid, ein Zweifachzucker.

Disaccharide sind:
- Saccharose (Rohr- oder Rübenzucker, also der gewöhnliche weiße Haushaltszucker), eine Verbindung aus einem Molekül Fruktose und einem Molekül Glukose;
- Maltose (Malzzucker – der in Bier enthaltene Zucker), zusammengesetzt aus zwei Teilen Glukose;
- Laktose (Milchzucker – der Zucker, der die Milch süßlich schmecken lässt), eine Verbindung aus einem Teil Glukose und einem Teil Galaktose.

Je länger die Kette der Monosaccharide in einem Kohlenhydrat wird, desto weniger süß schmeckt es. Während Einfachzucker ausgesprochen süß und Zweifachzucker ebenfalls noch recht süß schmecken, vermitteln die sogenannten Mehrfachzucker, die Polysaccharide, nur noch ein sehr reduziertes „süßes" Geschmackserlebnis. Kartoffeln schmecken weniger süß als Schokolade, und Weißbrot schmeckt süßer als Vollkornbrot. Zellulose, Stärke und Glykogen sind Polysaccharide. Sie bestehen aus mehr als 1000 Bausteinen Glukose. Man nennt sie daher auch „komplexe Kohlenhydrate". Ballaststoffe sind sehr lange Ketten aus Monosacchariden. Sie unterscheiden sich von anderen Kohlenhydraten dadurch, dass der menschliche Körper keine Enzyme hat, um sie zu verdauen. Deshalb erreichen Ballaststoffe den Dickdarm, ohne sich in ihrer Struktur zu verändern. Es gibt verschiedene Arten von Ballaststoffen mit entsprechend unterschiedlichen Eigenschaften. Einige von ihnen sind wasserlöslich und quellen im Darm auf. Sie verzögern die Geschwindigkeit, mit der ein Lebensmittel verdaut wird. Andere Ballaststoffe, z.B. Zellulose, sind wasserunlöslich, das heißt, sie beeinflussen die Verdauungsgeschwindigkeit von Nahrung nicht.

Kohlenhydrate finden sich vor allem in pflanzlicher Nahrung wie in Getreide, Früchten, Gemüse und Hülsenfrüchten (Erbsen und Bohnen). Auch Milchprodukte enthalten Kohlenhydrate in Form von Milchzucker (Laktose). Hier liegt einer der Gründe, warum Milchprodukte sehr wohl zu einem instabilen Blutzucker beitragen können. Der Zucker in Früchten ist ebenso ein Kohlenhydrat wie der in Honig, Softdrinks, raffiniertem (= verarbeitetem) Zucker und Süßigkeiten. Lebensmittel enthalten nicht nur verschiedene Kohlenhydratarten, sondern auch -mengen.

Es wurde lange Zeit behauptet, dass ein Kohlenhydrat umso langsamer verstoffwechselt wird, je komplexer es ist und daher auch weniger blutzucker- bzw. insulinstimulierend wirkt. Das stimmt leider so nicht, wie wir am Beispiel Weizen sehen werden. Es gibt Kohlenhydrate, die für den Körper sehr viel leichter verdaulich sind als andere. Eines davon ist das Amylopektin A, welches ich im Kapitel „Weizen" weiter diskutieren werde. Je leichter die Verdaulichkeit, desto stärker ist die Blutzuckersteigerung und somit die Insulinstimulierung.

Eine der grausamsten Zuckerarten, die man sich antun kann, ist Fruktose-Glukose-Sirup aus Maisstärke. Diese Zuckerart findet sich auf den Etiketten der Lebensmittel unter dem Namen „Corn Syrup", „HFCS" („High Fructose Corn Syrup") oder als „Fruktose-Glukose-Sirup".

Ich war vor zwei Tagen in einem Lebensmittelfachladen, der ausschließlich amerikanische Produkte führte, süße wie salzige. Die Besitzerin des Ladens hatte einen geschätzten BMI von 45. Ich bat sie, mir ein einziges Produkt ohne HFCS zu zeigen, und ich würde es kaufen. Sie fand keines. Kein Einziges.

Corn Syrup ist gefährlicher als Zucker. Es wird aus Mais hergestellt und hilft, die Maisüberschüsse aus dem amerikanischen Getreidegürtel abzubauen. Der Mais ist eines der insulinstimulierendsten Lebensmittel. Und er ist eines der am stärksten süchtig machenden Lebensmittel überhaupt. Er hat sich überall eingeschlichen, weil er billiger als Rüben- oder Rohrzucker ist. HFCS findet sich in Brot, Müsli, Softdrinks, Fertiggerichten … überall. Es ist lebenswichtig geworden, Etiketten zu lesen.

Die vielen Namen des Zuckers

Brauner Zucker: Brauner Zucker ist eine Sammelbezeichnung für alle Zucker mit brauner Farbe. Zur Gewinnung von braunen Zuckern gibt es unterschiedliche Verfahren: Weiße Zuckerkristalle werden z.B. mit braunen Zuckerrohrsirupen gemischt, sie werden aus durch Hitzeeinwirkung braun gewordenen Sirupen (Karamellisierung) oder aus Mischungen von weißen und braunen Sirupen auskristallisiert, weniger häufig sind es Zwischenprodukte bei der Zuckerherstellung. Anhaftender Sirup verleiht dem Zucker Färbung und klebrige feuchte Konsistenz. Brauner Zucker ist nicht gesünder als andere Zuckerarten!

Corn Syrup: Fruchtzucker aus Maisstärke, andere Namen sind „Fruktose-Glukose-Sirup" oder („High Fructose Corn Syrup", abgekürzt HFCS.

Dekorierzucker: Feinster Puderzucker oft mit Fett umhüllt, zur Dekoration von Gebäck, da auf warmem Gebäck nicht schmelzend.

Demerara-Zucker: Weißer Rohrzucker, der mit Melasse aus Zuckerrohr versetzt ist. Er bildet große, leicht klebrige, braune Kristalle. Er wird häufig zu Kaffee serviert und auch bei der Herstellung von Gebäck und Süßigkeiten verwendet.

Dextrose: Anderer Name für Glukose. Einfachzucker.
Einmachzucker: Eine grobkörnige Raffinade, die besonders rein und auch durch die grobe Struktur ideal zum Einmachen von Obst und Gemüse ist. Enthält kein Geliermittel.

Farin: Feiner, brauner Zucker, durch Zufügen von Sirup braun gefärbt.

Fondant: Gerührte Masse aus gekochtem Zucker und Glukosesirup, sehr fein und kristallin, für die Zubereitung von Glasuren auf Gebäck und Torten, für Füllungen in Süßwaren, Pralinen und Konfekt.

Fruchtzucker (auch Fruktose genannt): Einfachzucker und Grundbaustein vieler Mehrfachzucker. Ist neben Traubenzucker einer der Hauptbestandteile von Honig (27 bis 44 %).

Galaktose: Einfachzucker.

Gelierzucker: Für Konfitüren, Gelees und Marmeladen; aus Raffinade mit gehärtetem Palmöl, Pektin als Geliermittel sowie Zitronensäure oder Weinsäure als Säuerungsmittel, teilweise auch mit Konservierungsstoffen.

Glukosesirup: Auch Bonbonsirup genannt. Ein flüssiger Stärkesirup. Wird für die Produktion von Süßwaren, Likören, Marmeladen, Marzipan, Fondants etc. verwendet.

Hagelzucker: Sieht aus wie kleine Hagelkörner, zum Verzieren von Gebäck oder als Brotbelag; aus Raffinade durch Agglomerieren hergestellt.

Hexosen: Einfachzucker wie Glukose mit hoher Süßkraft.

Honig

Invertzucker: Wässrige, teilweise kristallierte Lösung aus Saccharose. Wird für die Herstellung von Obstkonserven, Speisesirup, Likör oder Gebäck verwendet.

Isoglukose (auch „Glukose-Fruktose-Sirup", „High Fructose Corn Syrup"): In Getränken und Obstkonserven verwendet, ein durch Stärkeabbau gewonnenes Produkt. Vorwiegend aus Mais oder Weizenstärke hergestellt.

Kandisfarin: Brauner Kandis mit kleinerer Kristallgröße.

Kandiszucker: Zuckerkristalle von unterschiedlicher Größe und Farbe; entsteht durch langsames Auskristallisieren reiner Zuckerlösung. Um braunen Kandis zu erhalten, wird karamellisierter Zucker hinzugefügt; gleiche Süßkraft wie Raffinade.

Karamell: Durch Erhitzen von Zuckerarten entstehende braune Masse. Je nach Erhitzungsdauer mit hell- bis dunkelbrauner Farbe und aromatischem bis herbem Karamellgeschmack.

Laevulose: Bezeichnung für Fruktose, den Fruchtzucker.
Laktit: Ein Zuckerstoff, der aus Milchzucker gewonnen wird.

Läuterzucker: Klarer, dickflüssiger Sirup aus Zucker und Wasser, z.B. für die Herstellung von Mixgetränken eingesetzt, da auch kalt schnell löslich.

Maltodextrin: Wasserlösliches Kohlenhydratgemisch, bestehend aus Maltose und Dextrose. Wird eingesetzt, um Lebensmittel mit Kohlenhydraten anzureichern.

Maltose, Malzzucker: Aus Stärke gewonnener Zucker, der bei der Produktion von Alkohol zum Einsatz kommt.

Melasse: Als dunkelbrauner Sirup verbleibender „Produktionsrest" der Zuckerherstellung; dient zur Alkohol- oder Hefeherstellung, wird auch als Viehfutter verwertet. Melasse aus Zuckerrohr dient auch zur Rumherstellung.

Milchzucker („Laktose", „Sandzucker"): In der Milch vorkommend, ist ein Zweifachzucker aus Glukose und Galaktose.

Muskovade/Muscovado: Ungereinigter und unraffinierter brauner Rohrzucker.

Palmzucker: Ein Extrakt aus dem Blütensaft der Atta- und Zuckerpalme (Unterfamilie Arecoideae). Er ist weniger süß als anderer Zucker und hat eine karamellartige Note.

Perlzucker: Andere Bezeichnung für Hagelzucker.

Pilézucker: Weißzucker aus Zuckerplatten, in Stücke zerschlagen.

Puder- oder Staubzucker: Fein gemahlene Raffinade; wird bei der Herstellung von Zuckerglasuren und zum Backen verwendet.

Rohrzucker: Zucker, aus Zuckerrohr hergestellt; gleichbedeutend mit Saccharose, chemisch identisch mit dem Rübenzucker. Rohrzucker wird häufig im Erzeugerland als Rohzucker abgegeben und in speziellen Zuckerraffinerien aufgelöst, erneut kristallisiert (= raffiniert) und je nach dem Bedarf des lokalen Marktes in verschiedenen Sorten an die Verbraucher abgegeben. Vollrohrzucker ist eingedickter und getrockneter Zuckerrohrsaft ohne weitere Verarbeitung. Er besteht zu 95 % aus Saccharose und anderen Zuckerarten, enthält aber auch Mineralstoffe, Spurenelemente und Vitamine.

Seidenzucker: Fein verarbeiteter Zucker für edle Verzierungen.

Sirup: Ahornsirup, Rübensirup, Birnendicksaft und andere Sirupe werden durch mehrmaliges Kochen des Saftes hergestellt. Hoher Zuckeranteil: Ahornsirup 65 %, Rübensirup 62 %, Birnendicksaft 78 %.

Stärkezucker: Alle aus Stärke (z. B. Maisstärke) hergestellten Zuckerarten, u.a. Isoglukose, Stärkesirup, Glukosesirup, Maltodextrin; in der Industrie zunehmend verbreitet, häufige Alternative zu Zucker.

Teezucker: Grobkörniger Zucker (mit etwa 5 mm feiner als Kandiszucker).

Traubenzucker: Auch Glukose oder Dextrose genannt. Wird aus Stärke hergestellt und ist als Einfachzucker der Grundbaustein vieler Mehrfachzucker. Kommt im Stoffwechsel des Menschen als sogenannter Blutzucker vor und ist neben Fruchtzucker einer der Hauptbestandteile des Honigs.

Vanillezucker: Feiner weißer Zucker mit echtem Vanillemark gemischt.

Vanillinzucker: Statt echter Vanille wird Vanillin-Aroma mit feinem weißem Zucker vermischt.

Weißzucker: Auch „Grundsorte", Vorform der Raffinade.

Würfelzucker (auch Stückenzucker): Angefeuchtete Raffinade meist zu Quadern (nur noch selten zu Würfeln) gepresst, anschließend wieder getrocknet. Variante: Bridge-Zucker.

Zuckeralkohole: Als Zuckeraustauschstoffe verwendet. Zuckerabbau bei Verdauung langsamer Haushaltszucker. Bedeutsam für nicht insulinpflichtige Diabetiker, z.B. Sorbit, Xylit und Mannit.

Zuckerstreusel: Typisch holländischer Brotbelag zum Frühstück aus eingefärbtem Zucker.

Zuckerkulör: Lösung aus sehr dunklem und damit nicht mehr süßem Karamell, zum Färben von Speisen verwendet.

Zuckerlompen: Werden aus Zuckerrohr hergestellt. Die ungleichmäßigen Stücke werden gepresst und passen gut zu vielen heißen Getränken. Sie lösen sich schneller als Kandis.

Weizen

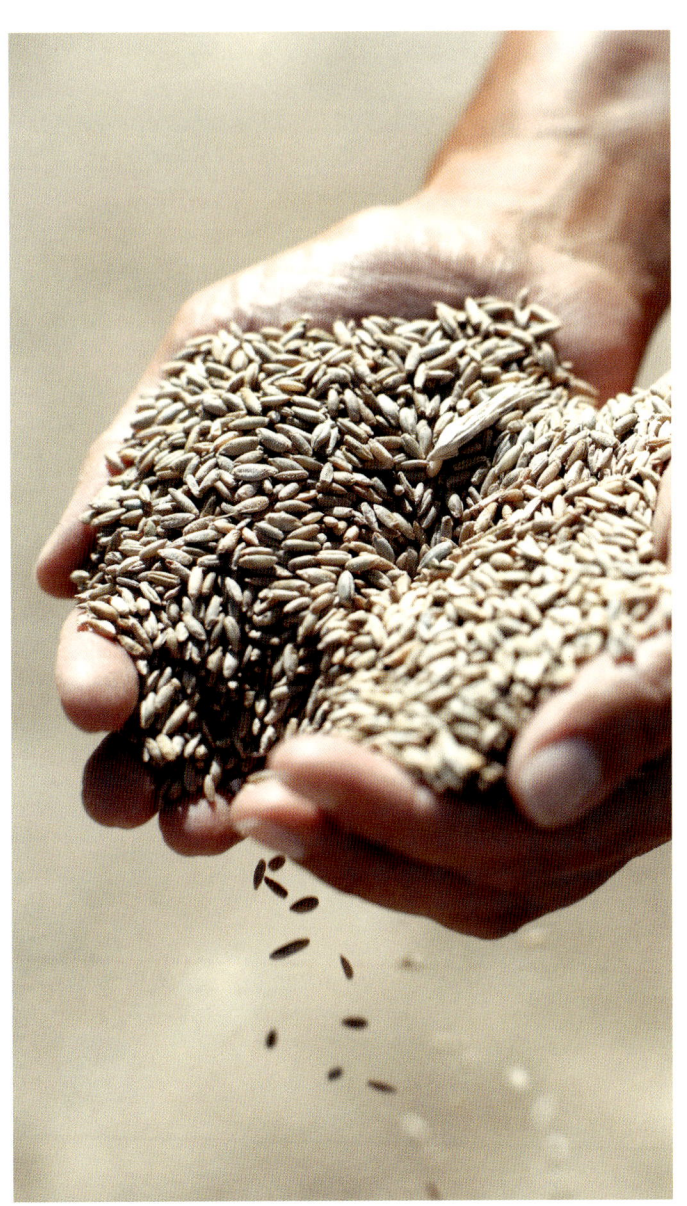

Das Lebensmittel, das den Blutzuckerspiegel am meisten ansteigen lässt, mehr als Zucker, mehr als Schokoriegel, mehr als alles andere, ist der Weizen.

Die Kohlenhydrate, die Weizen enthält, sind eigentlich die Lieblingskinder der Ernährungsexperten: langkettig und somit nicht so kurz wie bei Zucker. Der konventionelle Ratschlag ist, vom Konsum kurzkettiger Kohlenhydrate (wie z.B. in Saccharose enthalten) zum Konsum langkettiger Kohlenhydrate (wie z.B. im gesunden Vollkornbrot) umzusteigen. Die Begründung dafür ist, dass langkettige Kohlenhydrate den Blutzucker weniger dramatisch anheben als kurzkettige, weil sie länger verstoffwechselt werden müssen.

Im komplexen Kohlenhydrat des Weizens sind 75 % Amylopectin und 25 % Amylose enthalten. Beide werden mithilfe des Enzyms Amylase verstoffwechselt. Amylopectin aber sehr viel schneller als Amylose. Je schlechter ein Amylopectin verstoffwechselt werden kann, desto schneller findet es seinen Weg nach draußen und desto langsamer steigt der Blutzuckerspiegel. Amylopectin C in Hülsenfrüchten ist schwer verdaulich, und daher auch der deutsche Spruch „Jedes Böhnchen gibt ein Tönchen". Amylopectin B findet sich in Kartoffeln und Bananen, es ist schon besser verdaulich als Amylopectin C, aber dennoch ist es schwerer verdaulich als Amylopectin A. Amylopectin A im Weizen – das ist das am schnellsten verdauliche Kohlenhydrat. Es ist eines der am leichtesten verdaulichen Kohlenhydrate, die überhaupt existieren. Es gibt kaum ein Kohlenhydrat, das so schnell in Glukose umgewandelt wird und so massiv den Blutzuckerspiegel ansteigen lässt. Und das gilt nicht nur für Weißmehl oder Weißbrot, das gilt für jede Form von Weizen, auch für Müsli, auch für Vollkornbrot. Das widerspricht der Ernährungslehre der letzten Jahre fundamental und ich höre schon den Aufschrei: „Ja, aber man hat doch gesagt …!" Ja, stimmt, hat man. Aber man hat nicht alles gesagt bzw. man wusste nicht alles, was man jetzt erst langsam erkennt.

Seit etwa Mitte der 80er Jahre des letzten Jahrhunderts wird Menschen gepredigt: „Esst weniger Fett und esst mehr Vollkorn, das ist gesund." Im gleichen Zeitraum ist das Übergewicht innerhalb der Bevölkerung praktisch aller westlicher Länder sehr stark angestiegen, und das, obwohl der Fettkonsum zurückging. Natürlich ist dunkles Brot viel gesünder als Weißmehl, aber wahr ist, dass Weizen in jeder Form zu Blutzuckerschwankungen beiträgt und damit die Tendenz fördert, mehr zu essen oder süßer zu essen, als man sollte.

Weizen enthält aber noch einen anderen Stoff – und das ist Gluten. Dieses Klebereiweiß erzeugt bei der Verstoffwechslung im Gehirn sogenannte Endorphine, das sind Opiate (letztlich so etwas wie Heroin), die Schmerzen stillen und die Stimmung verbessern. Sicher, die Wirkung ist nicht so stark, wie wenn man Drogen nimmt, aber sie ist deutlich spürbar. Energetisch wird dies als ein kleines Stimmungshoch erlebt. Und nach dieser Endorphinausschüttung kann man süchtig werden. Das ist der Grund, warum einige Menschen sehr große Schwierigkeiten haben, Weizen aus ihrem Speiseplan zu streichen. Er hat einen relativ direkten Zugriff auf Emotion und Psyche. Der Versuch, Weizen wegzulassen, sorgt dafür, dass man einige Tage regelrecht Entzugserscheinungen hat; es kann zu Kopfschmerzen, Schwindel und schlechter Laune kommen. Der Grund, warum viele Diäten gerade in den ersten Tagen abgebrochen werden und einen so schlechten Ruf genießen, dürfte genau der sein. Es ist nicht etwa der Hunger, der die schlechte Laune macht, es ist der Entzug. Aber das ist den allermeisten Menschen nicht bewusst.

Es scheint so zu sein, dass der Weizen mitbestimmt, ob wir zuckersüchtig werden. Weizen scheint auch der „Controller" zu sein, hinsichtlich der Mengen, die ein Mensch isst. Auch das zeigen allerneuste Forschungsergebnisse, die vor allem vom amerikanischen Mediziner Dr. med. William Davis durchgeführt wurden. Davis führt den Erfolg der Low-Carb-Diäten darauf zurück, dass eine Zeit lang erheblich weniger Weizen konsumiert wird. Davis, von Beruf Kardiologe, rät Diabeteskranken (Diabetes II) und schwer Übergewichtigen jeglichen Weizen aus der Ernährung zu streichen, und hat damit beachtliche Erfolge erzielt.

Dem Verzehr von Weizen folgt ein Phänomen, das allen Zuckersüchtigen wohl bekannt ist. Das High der Glukose dauert ungefähr 120 Minuten an, dann sinkt der Blutzuckerspiegel unvermeidbar wieder ab, was als Heißhunger erlebt wird. Man hat dann nach dem Frühstück um 7 Uhr (gesundes Vollkornbrot, Toast mit Nutella, Cornflakes) das Morgentief um 9 Uhr, das zwingt zum nächsten Konsum eines süßen Teilchens; das wiederum geht gut bis 11 Uhr, dann ist es wieder Zeit für den nächsten Kaffee mit einem Schokoriegel. Um 13 Uhr folgt dann das Mittagessen und zwischen 15 und 16 Uhr der dringende Bedarf nach Kaffee und Kuchen. Abgeschlossen wird das Ganze mit zwei Weizenbrotschnitten zum Abendbrot.

Weizen hält das Gehirn am „Glukosetropf". Wenn das Gehirn sehr lange ständig nur mit Glukose „gefüttert" wurde, verlernt es, sich Energie auf anderen Wegen zu besorgen. Es kann nämlich auch mit sogenannten Ketonen versorgt werden. Ketone sind sozusagen das Backup. Wenn der Mensch hungert, steuert der Körper nach wenigen Tagen, nämlich genau dann, wenn sämtliche Kohlenhydratvorräte erschöpft sind, Ketone als Energielieferanten bei. Diese sorgen dafür, dass das Gehirn leistungsfähig bleibt und nicht mehr auf Glukose angewiesen ist. Die Menschheit hätte nie ein so großes und leistungsfähiges Gehirn entwickeln können, gäbe es diesen Mechanismus nicht. Das Gehirn des modernen Menschen wird zu sehr mit Glukose und zu wenig mit Ketonen versorgt – und das führt zu den Energiekrisen, die wir als Zuckersucht erleben.

Frühestens nach 24 Stunden beginnt ein „normal" trainiertes Gehirn damit, Ketonkörper für die eigene Energieversorgung zu verwenden, erst nach 48 Stunden ist die Ketonkörpernutzung zufriedenstellend und nach 120 Stunden ist man frei, das heißt, die Ketonkörpernutzung ist optimal. Das ist der Punkt, an welchem man der Glukosefalle entronnen ist und keinen weiteren „Schuss" mehr braucht. Da die Glukosevorräte der Leber bereits nach 12 Stunden erschöpft sind, kommt es zu einer schmerzhaften Übergangszeit, die von einer massiven Ausschüttung von Stresshormonen geprägt ist. Die Stresshormone Adrenalin und Cortisol fördern unter anderem die Glukoneogenese, das heißt die Bereitstellung von Zucker aus Körpersubstanz, z.B. Muskeln. Mit anderen Worten, ein von Glukose abhängiges Gehirn erzeugt Stress, um zu überleben. Es kommt dann zu Schwächegefühl, Müdigkeit, Kopfschmerzen, Heißhunger auf Kohlenhydrate, Zittern, Herzklopfen, Unruhezuständen und auch depressiven Symptomen. Das führt meist sehr schnell dazu, dass Diäten abgebrochen werden und wieder genügend Kohlenhydrate gegessen werden, um das Gehirn „schnell" zu versorgen. Und so beginnt der Kreislauf erneut.

Was ist mit anderen Stärkeprodukten?

Selbstverständlich wirken praktisch alle Getreideprodukte oder Kartoffeln insulinstimulierend, allerdings in unterschiedlichem Ausmaß. Weizenprodukte sind z.B. Brot, Pasta, Nudeln, Kekse, Kuchen, Pastete, Frühstücksflocken, Pfannkuchen, Waffeln, Pita-Brot.

Kamut, Gerste und Roggen, Dinkel sowie Emmer sind ebenfalls Getreidesorten, die mehr oder weniger stark mit dem Weizen verwandt sind. Sie teilen daher einige Eigenschaften des Weizens, wirken sich allerdings nicht so massiv auf den Blutzuckerspiegel aus. Sie enthalten ebenso Gluten und Stärke und haben daher ähnliche Auswirkungen wie Weizen. Für die meisten Menschen genügt es jedoch, auf Weizen zu verzichten.

Wer Gluten vollständig meiden möchte oder muss, sollte jedoch auch diese Getreidesorten weglassen. Es gibt sehr viele Nahrungsmittel, die als glutenfrei angepriesen werden und dies auch sind, die aber mit Stärke, z.B. Weizenstärke, Reisstärke, Kartoffelstärke oder Tapiokastärke, hergestellt werden. Und das wiederum erhöht den Blutzuckerspiegel (und damit die Insulinreaktion) noch stärker als die genannten Weizenprodukte. Man kann also leicht vom Regen in die Traufe kommen und sich statt des Glutens die Stärke einhandeln. Im Zweifelsfall hilft immer nur, die Etiketten zu lesen.

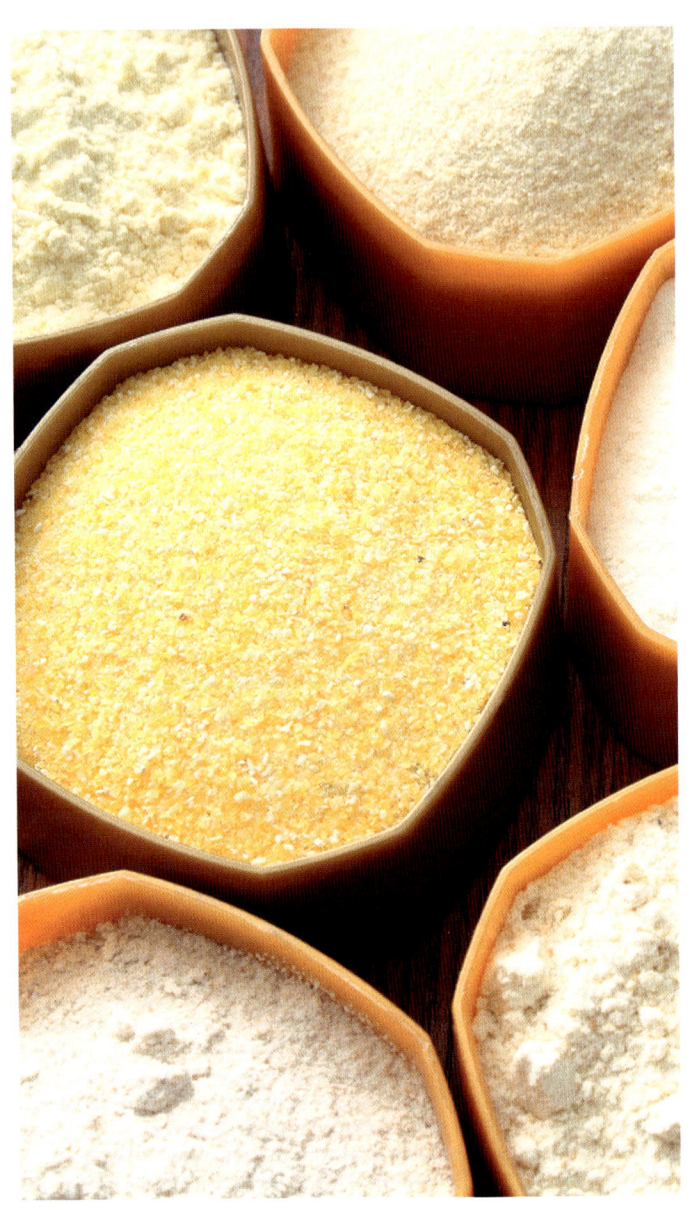

Was sind die Alternativen?

Getreidesorten ohne Weizengene und ohne Gluten sind: Quinoa, Hirse, Sorghum, Amaranth, Buchweizen, Reis (brauner und weißer), wilder Reis und Hafer. Auch Hülsenfrüchte ebenso wie Kartoffeln steigern den Blutzuckerspiegel nicht so wie Weizen.

Ob man nun ein Leben lang auf Weizen verzichten muss, hängt vom Grad der Zuckersucht ab. Es gibt Menschen, die so stark auf Weizen oder andere Stärkeprodukte reagieren, dass sie tatsächlich ohne auskommen müssen, wenn sie nicht sofort wieder in die Suchtfalle geraten wollen. Andere können problemlos ein Stück Brot essen. Es geht zunächst darum, sich eine Auszeit zu nehmen und danach festzustellen, wie stark man auf Weizen reagiert. Warum der eine so und der andere anders reagiert, ist nicht bis ins Letzte erforscht, alle allgemeingültigen Aussagen zum derzeitigen Zeitpunkt sind daher nicht möglich. Mit sehr hoher Wahrscheinlichkeit ist die Insulinreaktion auf bestimmte Produkte genetisch bestimmt, das bedeutet, einige Menschen schütten sehr viel Insulin und andere weniger aus. Letztere können essen, was sie wollen. Menschen, die stark auf Weizen und Zucker reagieren, sind weder moralische Versager noch haben sie einen psychischen Defekt. Ihr Körper reagiert einfach anders, das sollte man sich immer wieder vor Augen halten.

Wenn ich empfehle, Weizen wegzulassen, weiß ich, dass das ein paar Tage Entzug mit sich bringt. Aber danach reguliert sich das Hungergefühl und das wird als Befreiung erlebt. Ich habe es ausprobiert und es ist tatsächlich ein anderes Lebensgefühl.

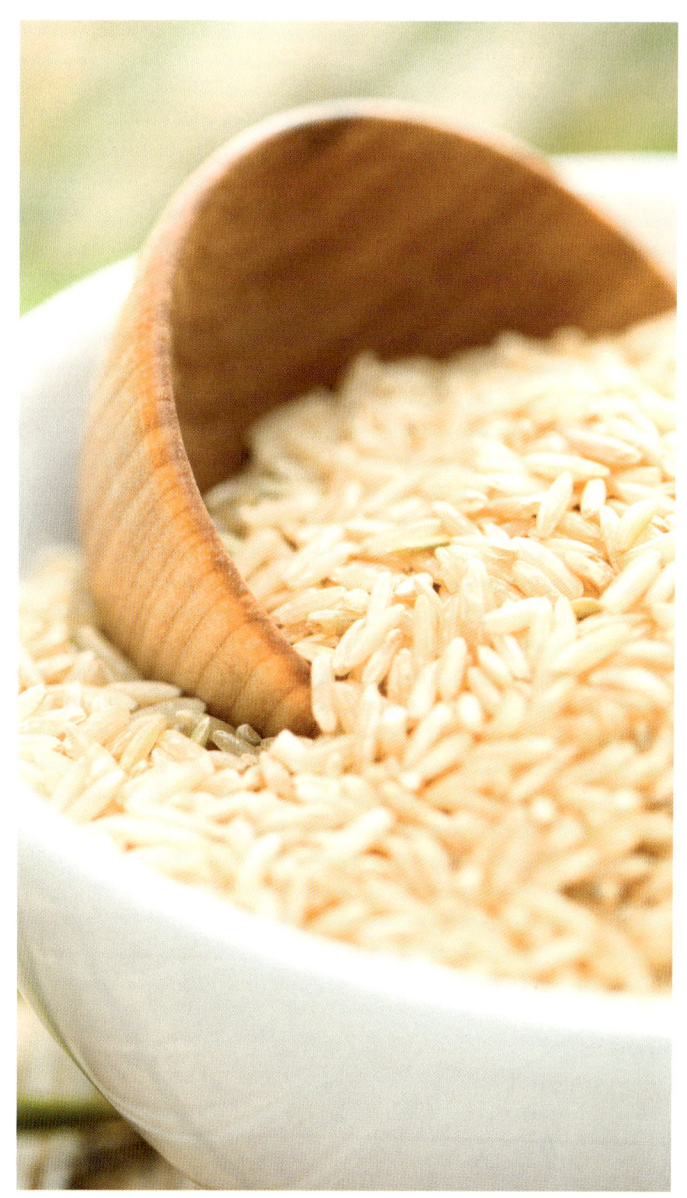

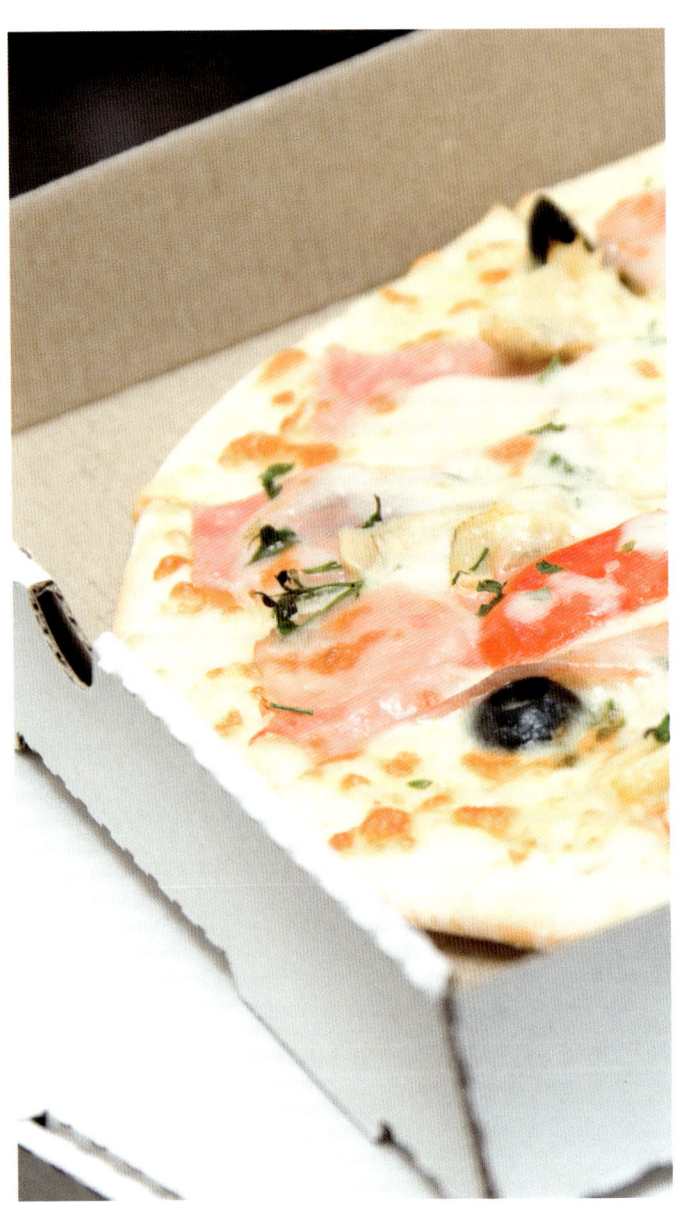

Fertiggerichte

Eine der Vorstellungen, die auch schnell in die Zuckersucht führt, ist der Gedanke, dass Kochen mühselig ist. Viele Menschen meinen, keine Zeit für so etwas Lästiges zu haben. Abends nach der Arbeit möchte man Freunde treffen, entspannen, fernsehen, schlafen … Also greift man zu Fertiggerichten. Fertiggerichte sind zudem häufig billig. Und damit sie billig sind, müssen sie billig produziert werden. Sie enthalten eine ganze Palette von Aromastoffen und Geschmacksverstärkern, allesamt appetitstimulierend, sowie sogenannte Transfette und viel zu viele Omega-6-Fettsäuren, die wiederum insulinstimulierend wirken.

Eine gesunde Balance zwischen Omega-3-Fettsäuren und Omega-6-Fettsäuren ist für ein gesundes Essverhalten ausschlaggebend, aber diese Balance kann man praktisch nur zurückgewinnen, wenn man alles fertig Gebackene, fertig Gekochte etc. aufgibt. Man kann ja aus Zeitgründen tiefgefrorenes Gemüse verwenden, aber eben keinen fertigen Backfisch oder fertige Pizza oder fertigen Kuchen.

Wer aus der Zuckersucht aussteigen will, muss es sich wert sein, selbst zu kochen.

Fett

Die Diskussion ums Fett ist lang und erbittert. Die 80er und 90er Jahre des letzten Jahrhunderts waren geprägt von einer bis heute nachwirkenden Fettphobie. „Nur Fett macht fett" war das Motto der Veranstaltung. Fett, besonders die sogenannten gesättigten Fette in Fleisch, Butter und Sahne, galten als Volksfeind Nummer eins. Alle großen amerikanischen und europäischen Gesundheitsorganisationen forderten die Verbraucher auf, weniger Fett und mehr gesunde Kohlenhydrate zu essen. In Amerika schrieben Diät-Gurus Bücher, die eine einzige Botschaft in die Köpfe hämmerten: „Du darfst essen, was Du willst, wenn Du nur an Fett sparst." Die Folgen waren desaströs. Und eine dieser Folgen ist Zuckersucht.

An der Aussage, dass Fett ein Lebensmittel mit hohem Kaloriengehalt ist, nämlich 9 Kalorien pro Gramm, ist in der Tat auch nichts falsch. Energiedichte Lebensmittel machen leider nicht länger satt als energiearme. Wenn man sein Roggenbrötchen dick mit Fett bestreicht, schmeckt es vielleicht besser, aber es sättigt genau so lange, wie ein Roggenbrötchen, das mit Hüttenkäse und Tomate oder Gurke belegt wurde. Nur dass Letzteres erheblich kalorienärmer ist. Es macht also sehr wohl Sinn, auf eine fettarme Ernährung zu achten.

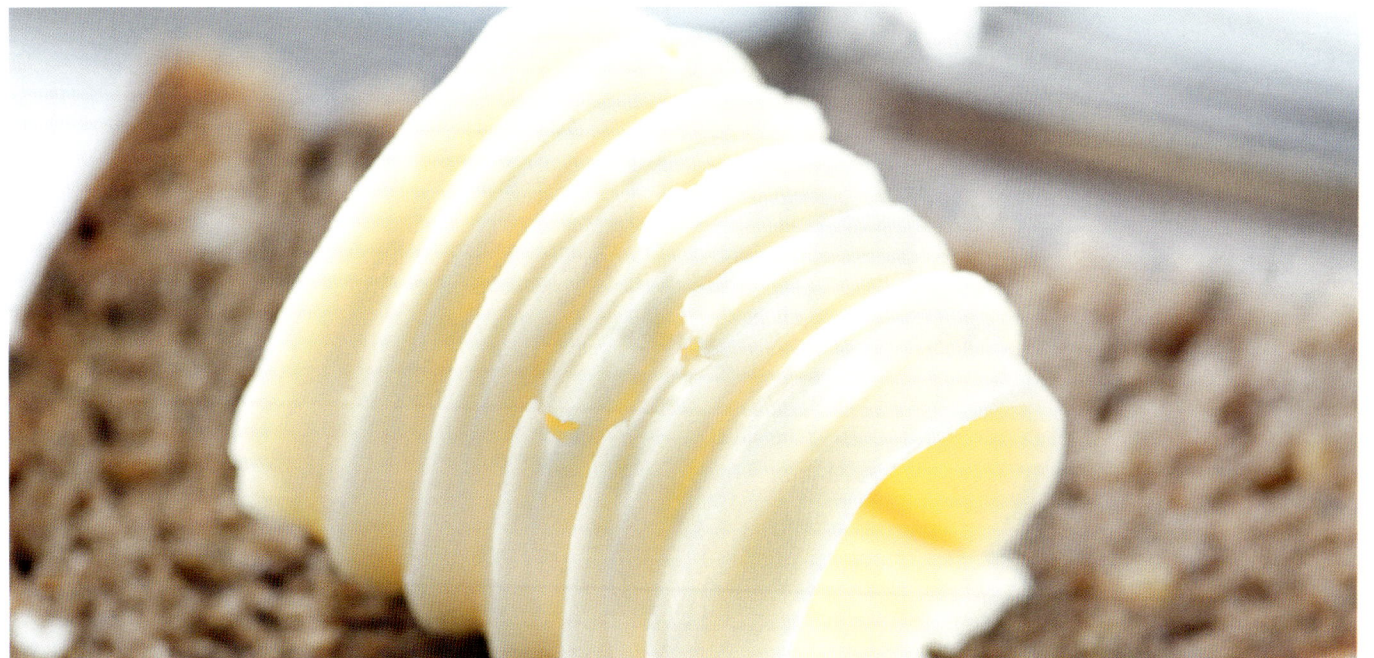

Der große Unsinn mit fatalen Folgen war aber die Behauptung, dass man, wenn man an Fett spart, von anderen Lebensmitteln so viel essen darf, wie man möchte, und nicht zunimmt. Das stimmt einfach nicht. Wenn Menschen mehr Energie zu sich nehmen, als sie brauchen, und damit ist gemeint, mehr als ihr individueller Stoffwechsel braucht, werden sowohl Kohlenhydrate als auch Fett und Proteine im Körper als Pölsterchen abgespeichert. Entgegen jeder anderslautenden Propaganda gilt: Es gibt kein einziges Lebensmittel (außer Wasser), dass nicht letztlich auf den Hüften landen kann. Aber es gibt Nahrungsmittel, die mehr Gier auslösen und den Appetit stärker stimulieren als andere.

Je länger der Slogan „Nur Fett macht fett" propagiert wurde, desto hysterischer wurde die Reaktion auf Fette aller Art. Ende der 1990er Jahre wurde das Resultat dieser Massenhypnose gut und überall sichtbar, aber es war zu spät. Die große Erlaubnis, endlich so viel naschen zu dürfen, wie man will, wenn man nur am Fett spart, saß in den Köpfen fest. Die Wahrheit wollte niemand hören und Lebensmittel mit dem Etikett „fettarm" und „light" wurden ein glänzendes Geschäft. Und das trug erheblich zum zunehmenden Phänomen „Zuckersucht" bei.

Es war schon zu Beginn der 1980er Jahre bekannt, dass Zucker ungesund ist und dick macht, aber über der Fettphobie der späten 1980er und vor allem der 1990er geriet das in Vergessenheit. Die Aufmerksamkeit der Verbraucher war vollständig auf das Fett gerichtet und die Nahrungsmittelindustrie konnte völlig ungestört immer mehr Zucker ihren Produkten hinzufügen, ohne dass den Menschen bewusst wurde, dass sie damit erstens immer dicker und zweitens immer süchtiger wurden. Das Fatale an der Fettphobie war also, dass sich niemand mehr um den Zucker kümmerte. Die verheerende Ära der Light-Produkte brach an.

Ein Lebensmittel, dass sich verkaufen soll, muss dem Verbraucher schmecken, sonst wird es ein Flop. Als die Anti-Fett-Welle über uns alle hereinbrach, wurden Produkte geschaffen, die statt Fett mehr Zucker enthielten, damit das Fehlen des Geschmacksträgers Fett ausgeglichen wurde. Marmelade mit viel Zucker hat viele Extra-Kalorien, auch wenn sie praktisch fettfrei ist. Coca-Cola hat sowieso kein Fett und es gab nun auch zahlreiche „Würstchen" oder Käsesorten oder auch massenweise Fertiggerichte, die statt viel Fett viel Zucker und Weizen enthielten und daher den Verbraucher ermunterten, mehr und mehr von diesen „guten" Dingen zu kaufen und zu essen. Die ultimativ fettfreie Süßigkeit ist neben dem Gummibärchen der Schokokuss. Es gibt im deutschen Sprachraum Autoren, die ihn ernsthaft angepriesen haben.

Gute Buben, böse Buben

Es gibt zwei verschiedene Arten von Fetten. „Strukturfette", das sind Bestandteile aller Körperzellmembranen, und „Reservefette", sie speichern die Energie in sehr konzentrierter Form. Reservefette sind das Fett, das gesellschaftlich gesehen gerne abgelehnt wird. Die Bausteine aller Lipide (Fachausdruck für Fette) sind Fettsäuren. Fettsäuren können gesättigt, einfach oder mehrfach ungesättigt sein.

Der große Konflikt der Vergangenheit bezüglich des Konsums von Fett war die Frage, ob gesättigte Fette schlecht sind, also Fette, die von Tieren abstammen: Butter, Eier, fettes Fleisch, Sahne u.a. Und ob ungesättigte Pflanzenöle gesünder sind. Die Schlacht ist erbittert geführt worden und wird es bis heute, verschiedene Ernährungslehren predigen, dass die tierischen Fette ganz schlecht und die pflanzlichen ganz hervorragend sein sollen.

Diese Ansicht basiert im Wesentlichen auf einer Studie von Ancel Keys, der in den 50er Jahren des letzten Jahrhunderts die Hypothese entwickelte, dass gesättigtes Fett krank macht und zu Herzinfarkten führt. Er führte eine der bekanntesten Studien zum Thema Fettkonsum durch, zwischen 1956 und 1970. Das war die Studie, mit welcher nachgewiesen wurde, dass die Kreter mehr gutes Olivenöl konsumieren und weniger häufig an Herzinfarkt sterben als die Butter und tierische Fette konsumierenden Finnen.

Diese Studie wirkt bis heute in den Köpfen nach, obwohl längst bekannt ist, dass Ancel Keys die Daten manipulierte und 1700 weitere Studien diese Aussagen nicht belegen konnten. Die Folgen waren, dass die Menschen den Verzehr von tierischen Fetten stark reduzierten und die fehlenden Kalorien durch hochglykämische Nahrungsmittel wie Weizen oder Zucker oder Nudeln ersetzten. Das förderte Heißhungerattacken und es kam zu einer explosiven Zunahme des Übergewichtes – weltweit.

Fette oder Öle treten in der Natur niemals isoliert auf. Es gibt kein Lebensmittel, dass nur gute oder nur böse Fette enthält. Wenn ein Öl reich an einzelnen Fettsäuren ist, dann ist damit nicht gemeint, dass es nur daraus besteht. Man muss also alle Fettsäuren eines Lebensmittels betrachten, damit man die Wirkung und die Gefahr eines Öls einschätzen kann.

Ob ein Fett gesättigt oder ungesättigt ist, ist in Wirklichkeit nicht ausschlaggebend. Manche gesättigten Fette sind sehr gesund, während manche ungesättigten Fette sehr ungesund sind, besonders solche Lebensmittel, die sehr viel Omega-6-Fettsäuren enthalten. Denn es scheint für die Gesundheit sehr wesentlich zu sein, dass eine gute Balance von Omega-3- und Omega-6-Fettsäuren in der Nahrung vorhanden ist. Je stärker die Waage „zugunsten" der Omega-6-Fettsäuren ausschlägt, desto schneller nehmen Menschen zu, desto mehr nehmen entzündliche Prozesse zu, die schließlich zu Diabetes und Herzinfarkt führen können.

Ein gesättigtes Fett, das für den Körper sehr gesund ist, ist das Kokosöl. Kokosöl hat folgende günstige Eigenschaften, die sich unmittelbar auf die Gier nach Zucker auswirken. Erstens, der Körper behandelt dieses mittelkettige Fett nicht wie ein Fett, sondern wie ein Kohlenhydrat. Das heißt, Kokosöl wird schnell zur Energieproduktion verwendet. Andere Fette werden zuerst in den Fettdepots abgelagert und nur dann zur Energiegewinnung genutzt, wenn die Kohlenhydratvorräte wirklich erschöpft sind, aber bevor das geschieht, sorgt das Gehirn schon dafür, dass wir den nächsten Keks im Mund haben. Kokosöl wird direkt zur Energiegewinnung genutzt und sorgt dafür, dass die Gier nach Kohlenhydraten nachlässt.

Zweitens kann der Körper aus Kokosfett Ketone produzieren. Wie dargestellt, löst das Gehirn bei Glukosemangel sofort die Gier nach mehr Essen aus und zwar ungeachtet aller „guten und gesunden" Mittagessen oder Frühstücke. Das Gehirn kann aber auch Energie aus Ketonen beziehen – und genau das nutzt dieses Kochbuch beim Ausstieg aus der Zuckersucht. Ketone werden normalerweise in größeren Mengen nur während Hungerperioden oder bei einer sehr strengen, kohlenhydratarmen Diät hergestellt. Sie werden auch aus mittelkettigen Fettsäuren produziert, wenn auch in geringeren Mengen. Konsumieren wir Kokosöl, werden diese Fette sehr schnell aus der Nahrung freigesetzt, gelangen zur Leber, werden dort entsprechend verstoffwechselt und stehen somit als Erstes zur Energiegewinnung im Blut zur Verfügung. Das bedeutet: weniger Energiekrise des Gehirns, weniger Gier nach Zucker. Weniger Blutzuckerschwankungen, weniger Heißhunger.

Die Snacks aus Kokosfett und roher Schokolade (Kakaobohnen), die ich hier empfehlen werde, beenden jeglichen Heißhunger auf Kohlenhydrate oder Kekse in wenigen Minuten. Und zwar so, dass Sie nicht nach zwei Stunden wieder Heißhunger bekommen. Probieren Sie es aus!

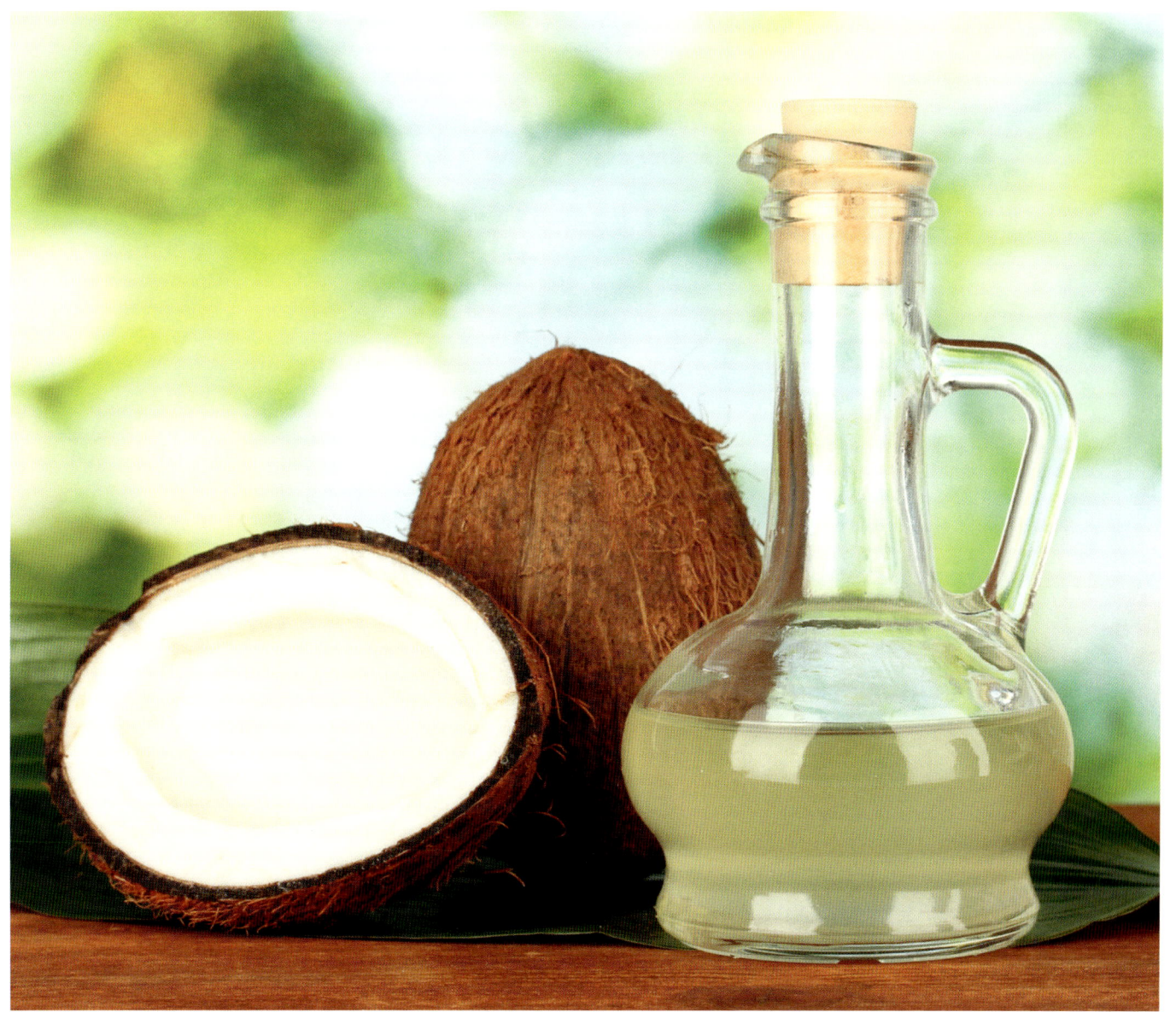

Superfood

Bestimmte Nahrungsmittel sind extrem nährstoffreich. Sie sind so gesund, dass sie das Gehirn und den Körper veranlassen, nicht mehr nach leeren Kalorien zu gieren.

Schokolade (Kakaobohnen)

Bekämpfen Sie den Feind mit seinen eigenen Waffen. Genießen Sie Schokolade gegen Zuckersucht.

In der Kultur der Azteken dienten Kakaobohnen als Zahlungsmittel. Mit ihnen konnte man die „Hofsteuer" bezahlen oder Sklaven kaufen. Schokolade war allerdings Priestern, Kriegern und hochstehenden Persönlichkeit vorbehalten. Man glaubte allgemein, Schokolade schenke Weisheit und verlängere das Leben. Schokolade galt als so kostbar, dass sie in Opferritualen für Xochiquetzal, die Göttin der Fruchtbarkeit, verwendet wurde.

Schokolade ist eines der Lebensmittel, das am meisten Gier bei Frauen auslöst. Vielleicht ist sie deshalb für viele Menschen, Frauen wie Männer, ein unendlich wichtiges Lebensmittel. Ca. 40 % aller Frauen und 15 % aller Männer meinen, ohne Schokolade nicht leben zu können.

Der Geschmack von Schokolade, ihre einzigartige chemische Zusammensetzung und ihre sinnlichen Eigenschaften machen sie zu einem der begehrtesten Lebensmittel in der westlichen Welt. Wenn ein Lebensmittel mit Zuckersucht in Verbindung gebracht wird, dann Schokolade. Es scheint also paradox zu sein, dass man genau dieses Lebensmittel als Hilfe gegen Zuckersucht nutzt. Aber so ist es. Es gibt kaum eine bessere Hilfe. Die Rohform der Schokolade, also die Kakaobohne, ist eines der gesündesten Lebensmittel überhaupt.

Kakaobohnen sind die Samen des Kakaobaumes. Sie beinhalten über 1200 Komponenten, die sie zu einem der komplexesten Lebensmittel auf der Erde machen. Sie wachsen auf dem Baum Theobroma cacao, einer tropischen Pflanze. Das griechische Wort „theobroma" bedeutet „Speise der Götter". Man nahm an, dass die Götter der Schokolade wegen unsterblich wurden und dass Schokolade das Leben verlängert. Die moderne Wissenschaft hat das zum Teil bewiesen. Schokolade enthält Flavonoide. Diese verringern die Menge des „schlechten" LDL-Cholesterins. So schützt Schokolade das Herz und senkt den Blutdruck. Schokolade hat auch eine verlangsamende Wirkung auf das Wachstum von Krebszellen. Die Kakaobohnen werden nach der Ernte fermentiert. Dazu werden die reifen Früchte aufgebrochen und die im Fruchtmus eingebetteten Kakaosamen herausgeholt. Anschließend werden diese über mehrere Tage der Bearbeitung von Mikroorganismen ausgesetzt. Der aus dem Fermentationsprozess entstandene Aromaeindruck setzt sich aus ca. 400 Aromastoffen zusammen. Das zeigt, wie wichtig der Schritt der Kakaofermentation bei der Kakaoaufbereitung ist: Ohne Fermentation gibt es kein Kakaoaroma!

Zuckersüchtige Menschen sind häufig eigentlich schokoladensüchtig. (Ebenso häufig tritt Zuckersucht als Kombination von Milch und Zucker auf, dann werden vor allem

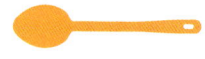

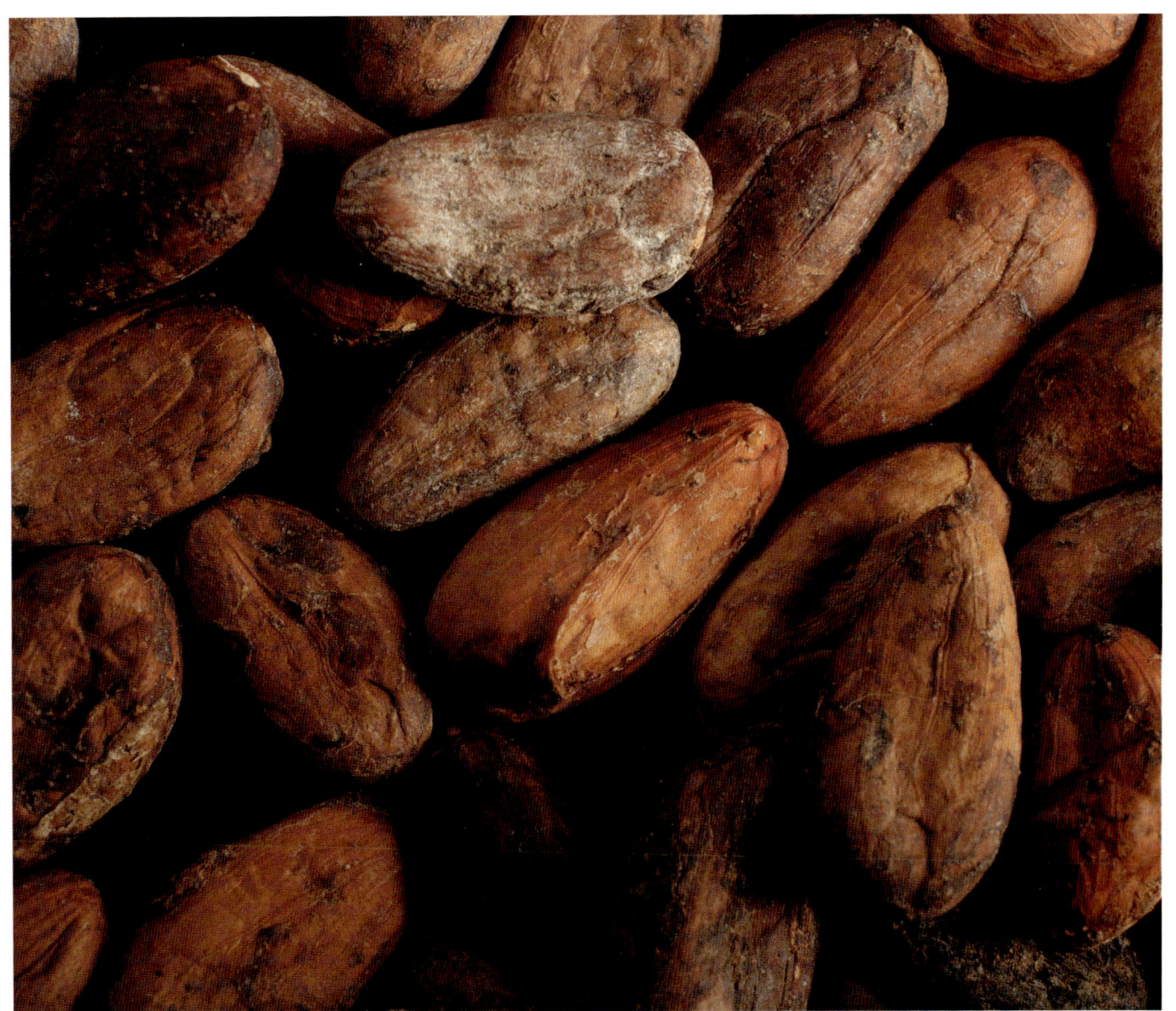

Süchtig nach Süßem?

Eis und Milchprodukte mit Zucker gegessen.) Wer sich nach Schokolade sehnt, braucht oft, ohne es zu wissen, mehr Tryptophan, um aus dieser Aminosäure den Glücksbotenstoff Serotonin aufzubauen. Nicht umsonst ist Schokolade das Symbol für Zuneigung, Sinnlichkeit, Verführung und wird auch Herznahrung genannt, was einen ganz realen Hintergrund hat. Menschen mit einem Serotoninmangel erleiden schneller einen Herzinfarkt als Menschen mit hohem Serotoninspiegel. Schokolade enthält zudem sehr viel Magnesium, das das Herz neben Kalium für sein gesundes Funktionieren braucht. Das ist der Grund, warum Menschen unter Stress so häufig nicht von der Schokolade lassen können. Ein Magnesiummangel verstärkt auch das Prämenstruelle Syndrom, daher haben Frauen an den Tagen vor den Tagen einen besonderen Appetit auf Schokolade.

Schokolade enthält auch Anandamid, das stimmungsaufhellend wirkt. Bereits die Ureinwohner Südamerikas nutzten die Kakaobohne gegen Depressionen und tun das noch heute. Schokolade enthält aber auch die Substanz Phenyletylamin. Diese gelangt beim Konsum teilweise ins Gehirn und erhöht dort den Dopaminspiegel, was die guten Gefühle, die durch Serotonin ausgelöst werden, noch verstärkt. Phenyletylamin hat also eine antidepressive Wirkung. Kurzum, Schokolade ist ein Lebensmittel, das antidepressiv wirkt, euphorisiert, lebendiger macht und außerordentlich gut schmeckt. Kein Wunder, dass man danach regelrecht süchtig werden kann.

Schokolade wird in unserer Kultur immer in Kombination mit Zucker und Fett verkauft. Bevor sie als Tafel gepresst im Supermarktregal landet, gehen die meisten ihrer guten Eigenschaften verloren. Schokolade macht nur als Riegel, als Praline, als Kuchen süchtig. Rohe Schokolade, also Schokolade, die niemals über 46 Grad erhitzt wurde, hat stark appetithemmende Wirkung. Schokolade macht also nur krank oder dick, wenn sie als Tafel konsumiert wird, denn durch den Verarbeitungsprozess wurden alle wichtigen positiven Eigenschaften der ursprünglichen Kakaobohne zerstört. Auch die berühmte Kompromisslösung, „dunkle und bitter schmeckende Schokolade mit 90 % Kakaoanteil" zu naschen, funktioniert nicht, sie enthält immer noch Zucker und Fett.

Rohe Schokolade in Form der Kakaobohnen hat eine der höchsten Konzentrationen an natürlichen Antioxidantien, 15-mal mehr als Blaubeeren, 20-mal mehr als Rotwein und 30-mal mehr als grüner Tee. Rohe Kakaobohnen enthalten neben viel Magnesium auch Zink, Chrom und Vitamin C.

Der Geschmack erscheint zuerst leicht bitter, ein wenig wie dunkle Schokolade, aber wenn man sich daran gewöhnt hat, sind rohe Kakaobohnen das ideale Knabbermittel während der Arbeit, auf Partys, am Schreibtisch. Ironischerweise unterstützt roher Kakao auch die Gewichtsreduktion. Es gibt kaum ein wirksameres Mittel, die Gier auf Zucker, Kuchen, Nutella und Torte zu hemmen.

Roh, das ist wichtig. Kaufen Sie nur rohe Kakaobohnen (siehe Herstellernachweis). Ebenso kann man rohes (nicht gesüßtes!) Kakaopulver für Snacks verwenden, die den Heißhunger auf eine Schokoladenorgie garantiert stoppen.

Goji-Beeren

Die Goji-Beere, auch als Chinesische Wolfsbeere bekannt, ist eine kleine rote Beere, die in getrockneter Form in Bioläden, im gut sortierten Supermarkt oder über das Internet verkauft wird. Sie schmeckt süß, aber weniger süß als Rosinen und kann diese in vielen Rezepten ersetzen.

Goji-Beeren weisen eine enorm hohe Konzentration an Mineralien, Vitaminen und Enzymen auf. Einige Vitaminforscher behaupten, dass es die gesündeste Frucht ist, die es überhaupt gibt. In Goji-Beeren stecken um ein Vielfaches mehr Antioxidantien als in Cranberrys. Goji-Beeren wirken also entzündungshemmend und damit Krankheiten wie Diabetes Typ II entgegen.

Goji-Beeren wirken stimmungsaufhellend. Sie steigern die Fähigkeit der Zellen, Magnesium zu absorbieren, dank eines sehr hohen Gehalts an Vitamin B6. Das wiederum ist wesentlich für den Aufbau von Serotonin und senkt daher die Gier auf Kohlenhydrate und Zucker. Goji-Beeren eignen sich hervorragend als Snack für zwischendurch. Bereits eine kleine Handvoll sorgt dafür, dass das Gehirn in Energiekrisen seinen Zucker bekommt und keine weiteren Hungergefühle mehr auslöst. Es genügt schon, in der Büroschublade Goji-Beeren und rohe Kakaobohnen zu haben, um einen signifikanten Rückgang der Gier zu erzielen.

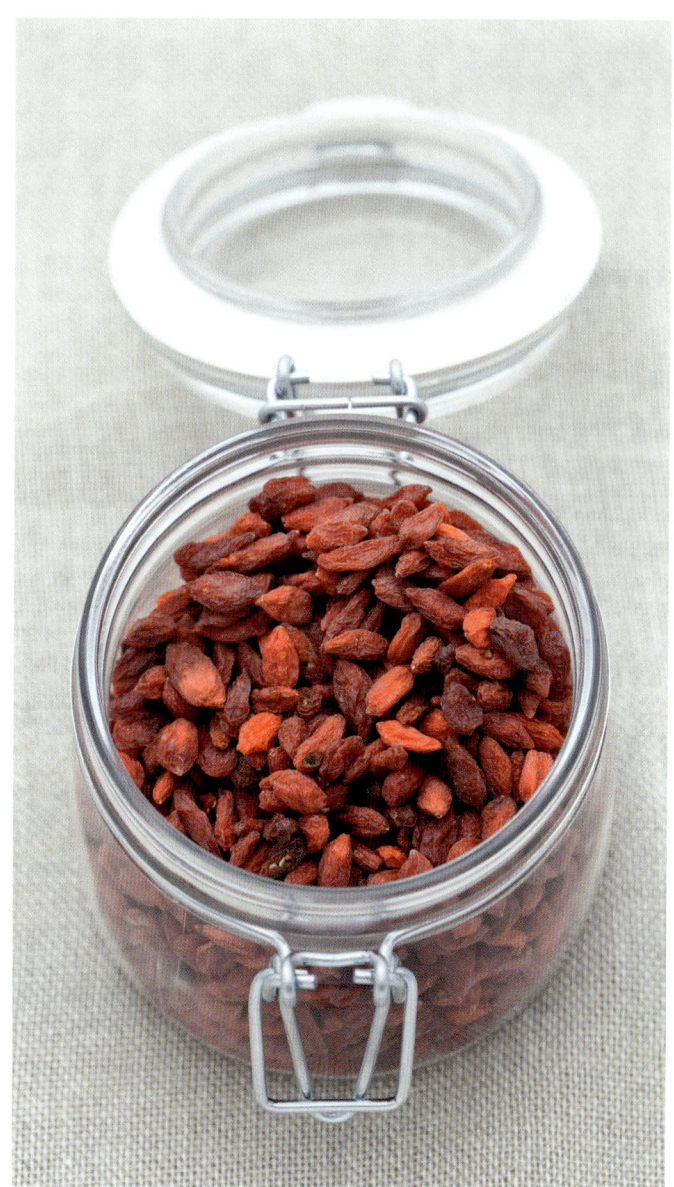

Süchtig nach Süßem?

Bienenpollen

Die kleinen gelb-rötlichen Kugeln schmecken erst süß und haben dann einen leicht bitteren Nachgeschmack. Sie eignen sich nicht als Knabberei, machen sich aber gut in Quark, Joghurt oder Quinoa als Ergänzung zu anderen Früchten. Einen Teelöffel kann man auch über süße Suppen wie Apfel-Karotten-Suppe streuen.

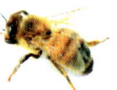

Bienenpollen enthalten zahlreiche Nährstoffe, Vitamine, (Co-)Enzyme, pflanzliche Fettsäuren, Kohlenhydrate, Proteine und Aminosäuren. Bienenpollen im Nachmittagssnack geben Durchhaltevermögen und Energie und sorgen dafür, dass die Konzentration des Neurotransmitters Dopamin gegen Abend nicht abfällt. Das bedeutet, man kann sich länger konzentrieren und auf anstehende Aufgaben fokussieren. Bienenpollen enthalten natürliche Antibiotika, Antihistamine und Antioxidantien. Viele andere Lebensmittel tun das auch, doch die Konzentration in den Bienenpollen ist extrem hoch.

Bienenpollen wirken blutdrucksenkend und stabilisieren die Schilddrüsenfunktionen. Sie wirken dank ihres unglaublichen Reichtums an Aminosäuren bei psychischen Belastungen stärkend und dürfen als „Anti-Stressmittel" gelten. Da Zucker sehr häufig gegen Stress konsumiert wird, sind Bienenpollen der ideale Ersatz. Wer Heißhungerattacken natürlich in den Griff bekommen möchte, isst Snacks oder Frühstück mit Bienenpollen. Sie sind auch eine gute Ergänzung zum Nachmittagssnack.

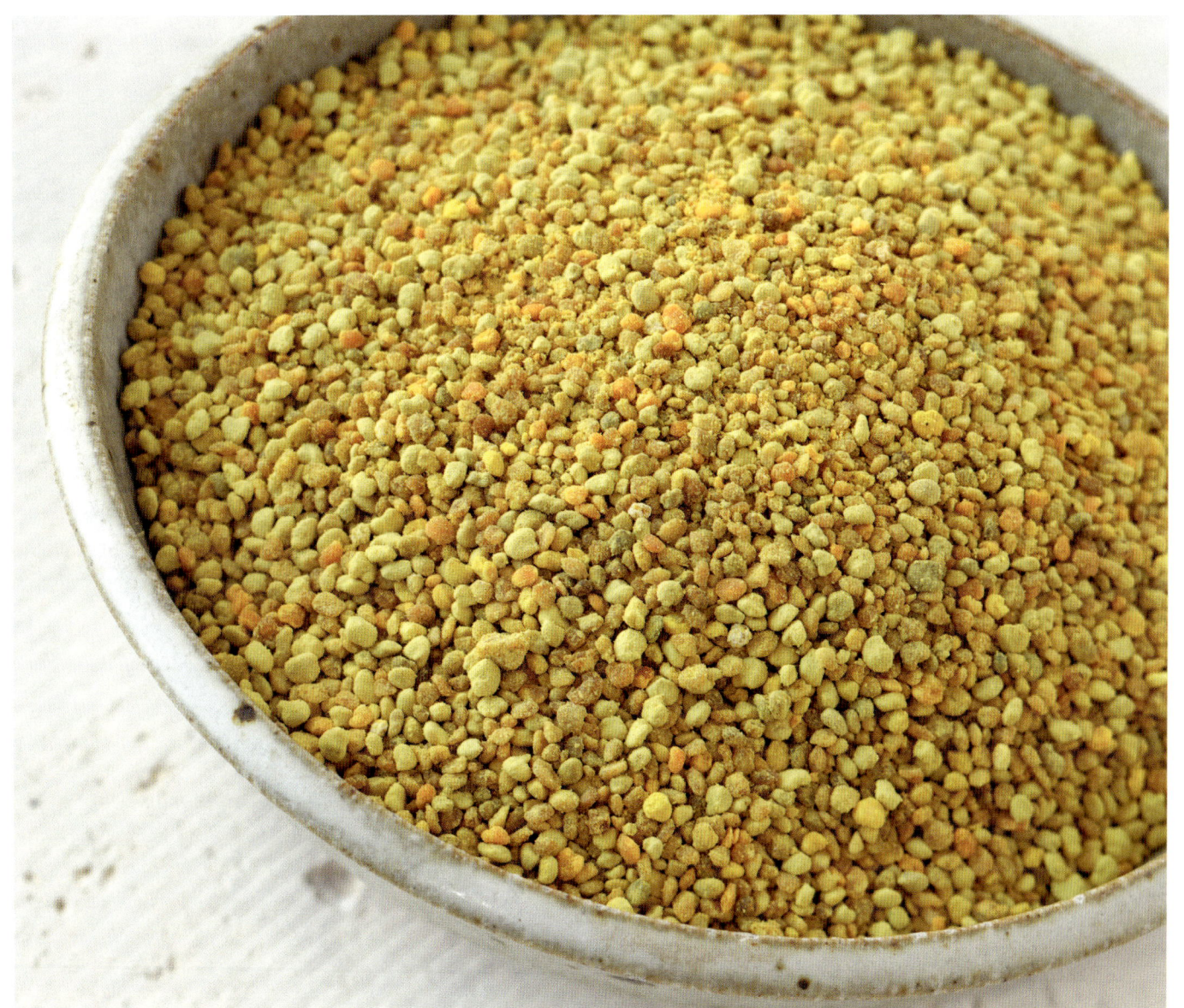

Maca

Maca wird als süß-mehlig schmeckendes Pulver aufbereitet und ist daher ebenfalls kein Lebensmittel zum Knabbern. Es eignet sich gut als Ergänzung, z.B. in Green Smoothies, in Joghurt, Quark, Suppen, Aufläufen etc.

Maca ist eine Wurzelknolle und wächst in den peruanischen Anden in einer Höhe von ungefähr 4000 Metern. Die Knolle nimmt so viele Vitamine und Mineralien aus dem Boden auf, dass dieser nach der Ernte erst nach zehn Jahren wieder neu bepflanzt werden kann. Die Indianer Perus nennen die Knolle die „Königin der Anden" und verzehren sie traditionell, um körperliche Energie, Durchhaltevermögen und ihre Libido zu steigern. Die Wurzel stimuliert das Hormonsystem und unterstützt eine gesunde Sexualfunktion. Sie wird verstärkt von Athleten genutzt, um den Energielevel zu steigern und die Bildung von Muskelmasse und Kraft zu fördern.

Maca enthält einen hohen Anteil hochwertiger Proteine und sämtliche essenziellen Aminosäuren. Außerdem ist die Knolle reich an Kohlenhydraten und Vitaminen wie Vitamin A, Vitamin B1, B2, B3, B12, Vitamin C, Vitamin D und Vitamin E. Weiters enthält Maca einen hohen Gehalt an Mineralien wie Kalzium, Magnesium, Eisen, Jod, Zink, Silizium, Kalium, Natrium, Kupfer, Mangan und Phosphor, außerdem ein dem Östrogen ähnliches Molekül und wirkt dadurch bei Frauen in den Wechseljahren wie eine natürliche Hormongabe, allerdings ohne Nebenwirkungen.

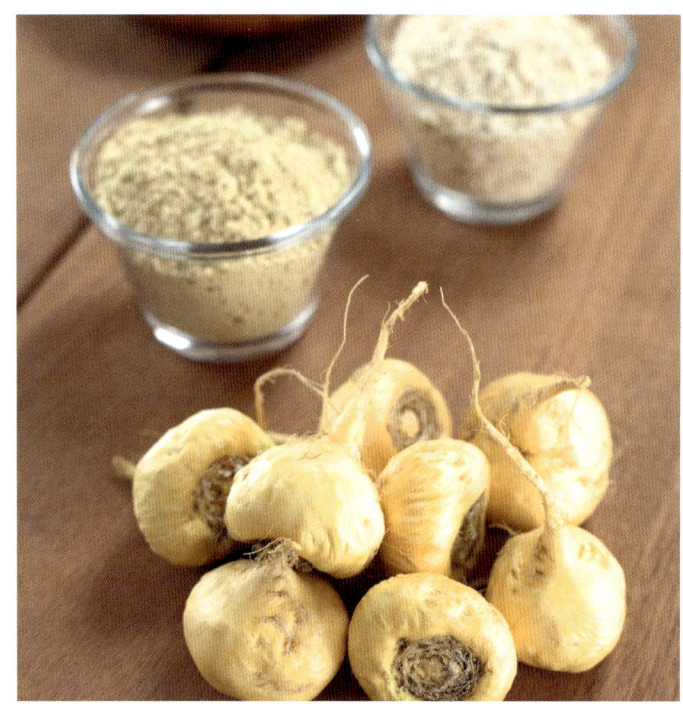

Die Knolle verleiht dem Körper ein außergewöhnliches Maß an Energie, Kraft und Ausdauer, steigert die Vitalität und die Lebensfreude.

Wie die Goji-Beeren ist auch Maca ein leistungsfähiges „Adaptogen", hat also die Fähigkeit, das Herz-Kreislauf-System, das Nervensystem, das endokrine System, die Muskulatur und das Lymphsystem auszubalancieren und zu stabilisieren. Anstatt auf spezifische Symptome zu zielen, werden Adaptogene verwendet, um die Anpassungsfähigkeit des ganzen Körpers zu verbessern, damit herausfordernde Situationen und Stresseinflüsse besser verarbeitet werden können.

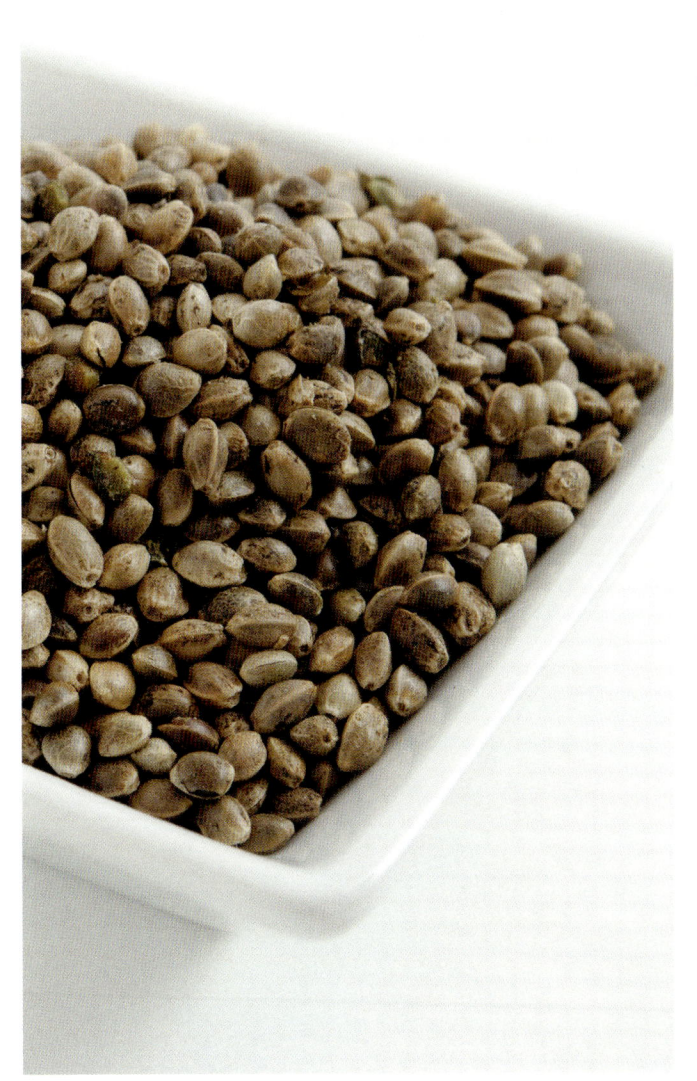

Hanfsaat

Hanfsaat sind weiche, kleine Samenkörner ohne Rinde, die man zwischendurch sehr gut naschen kann. Sie schmecken leicht nussig-ölig, sind aber relativ geschmacksneutral, so dass sie über Salate, Suppen, Joghurt, Quark gestreut werden können oder auch als Zutat in Green Smoothies genossen werden können.

Hanfsaat ist eine ausgezeichnete natürliche Proteinquelle. Geschälte Hanfsamen bestehen zu ca. 36 % aus Eiweiß, was sie zum eiweißreichsten Nahrungsmittel der Erde macht. Nur im Meer können wir Algenarten finden, die noch mehr Proteine besitzen. Hanfsaat ist reich an essenziellen Fettsäuren, Eiweiß, Mineralien und Antioxidantien und enthält alle neun essenziellen Aminosäuren, die unser Körper nicht produzieren kann, selbst die Omega-Fettsäuren 3, 6 und 9. Hanfsaat ist daher eine sehr gute Nahrung für das Gehirn. Die biologische Wertigkeit des Proteins im Speisehanf ist vergleichbar mit Volleiweiß oder Fleisch. Hanfsaat erfüllt eine der wichtigsten Aufgaben der modernen Ernährung, nämlich die Balance zwischen Omega-6- und Omega-3-Fettsäuren wiederherzustellen. Und das, ohne dass viel Fisch gegessen werden muss, den manche Menschen nicht mögen. Ein Teelöffel Hanfsaat im Green Smoothie macht diesen zu einer gesunden und vollwertigen Mahlzeit.

Chia-Samen

Chia-Samen sind winzig kleine, schwarze, völlig geschmacksneutrale Kügelchen und nicht unbedingt zum Knabbern geeignet. Sie können aber praktisch jedem Gericht hinzugefügt werden.

Chia, botanisch Salvia hispanica, kommt ursprünglich aus Mexiko und wird heute kommerziell angebaut. Chia-Samen enthalten sehr viele Omega-3-Fettsäuren, Vitamine, Proteine und Antioxidantien. Sie helfen daher, die Balance zwischen Omega-6-Fettsäuren und Omega-3-Fettsäuren zugunsten Letzterer zu verschieben. Da Omega-6-Fettsäuren die Schilddrüsenfunktion unterdrücken und entzündungsfördernd wirken, ist dieser Ausgleich für eine gesunde Ernährung unbedingt notwendig. Omega-3-Fettsäuren helfen bei der Stimmungsverbesserung, hemmen entzündliche Prozesse im Körper und fördern die Verbrennung aufgenommener Kalorien.

Chia-Samen fördern zudem die Verdauung und sind ein gutes Sättigungsmittel, weil sie den Körper über längere Zeit mit Energie versorgen. Bei den Azteken war Chia eine wichtige Nahrungspflanze. Die Samen enthalten bis zu 38 % Chia-Öl, 18 bis 23 % hochwertiges Protein und Vitamine (Vitamin A, Niacin, Thiamin, Riboflavin), Mineralien (Kalzium, Phosphor, Kalium, Zink und Kupfer) sowie Antioxidantien.

Chia bedeutet in der Sprache der Mayas auch „Kraft" und war die Nahrung der Nachrichtenläufer, da diese, mit den kleinen Samen versorgt, den ganzen Tag laufen konnten. Diese Energie spendenden Eigenschaften werden auch heute noch von Athleten in der ganzen Welt genutzt. Chia-Samen helfen mit, Energiekrisen des Gehirns zu verhindern, und mildern so Heißhungerattacken ganz erheblich.

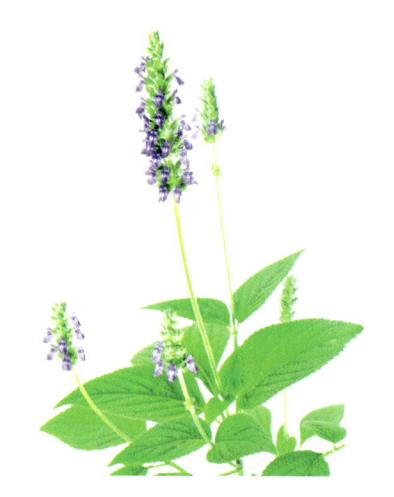

Süchtig nach Süßem?

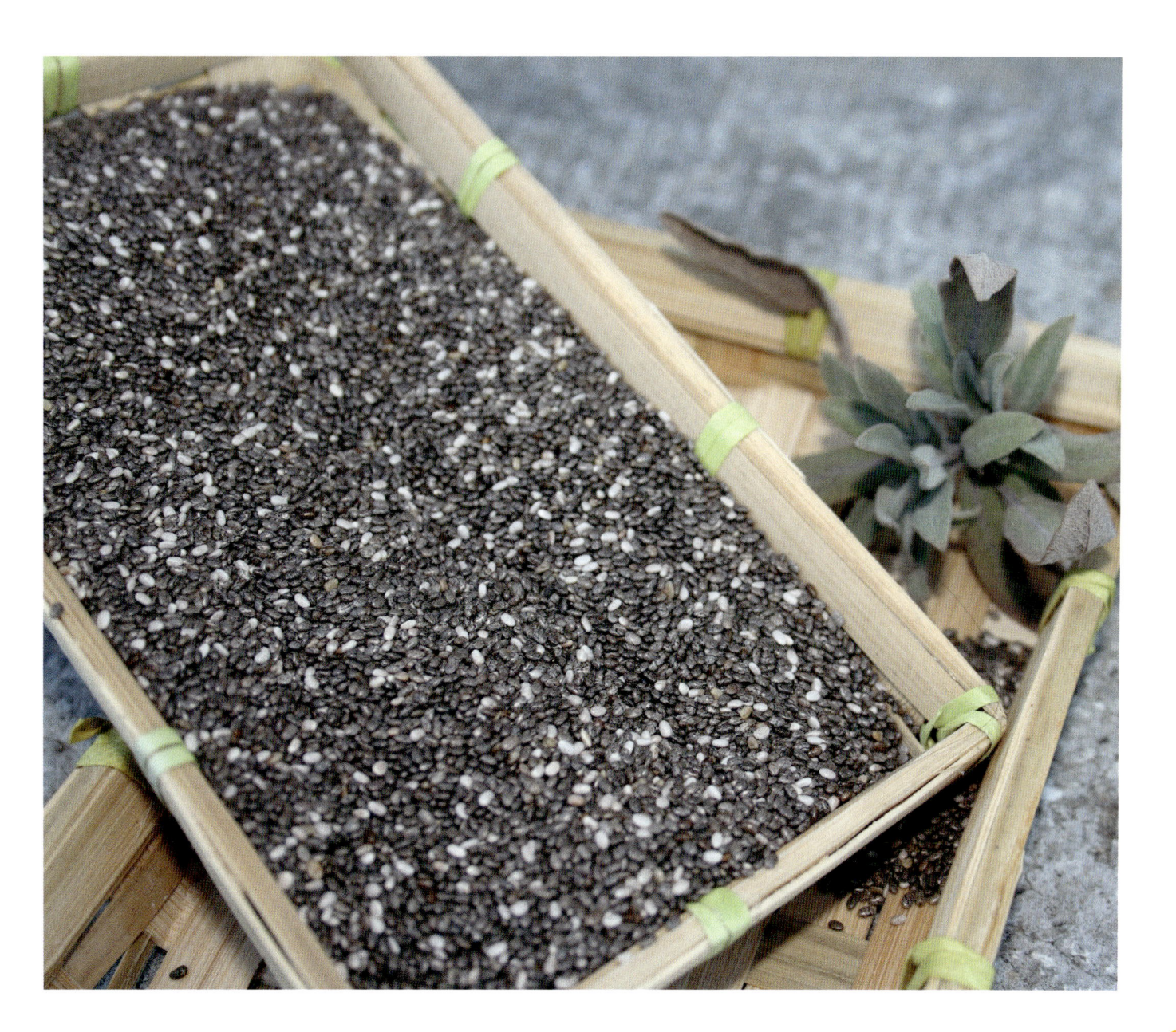

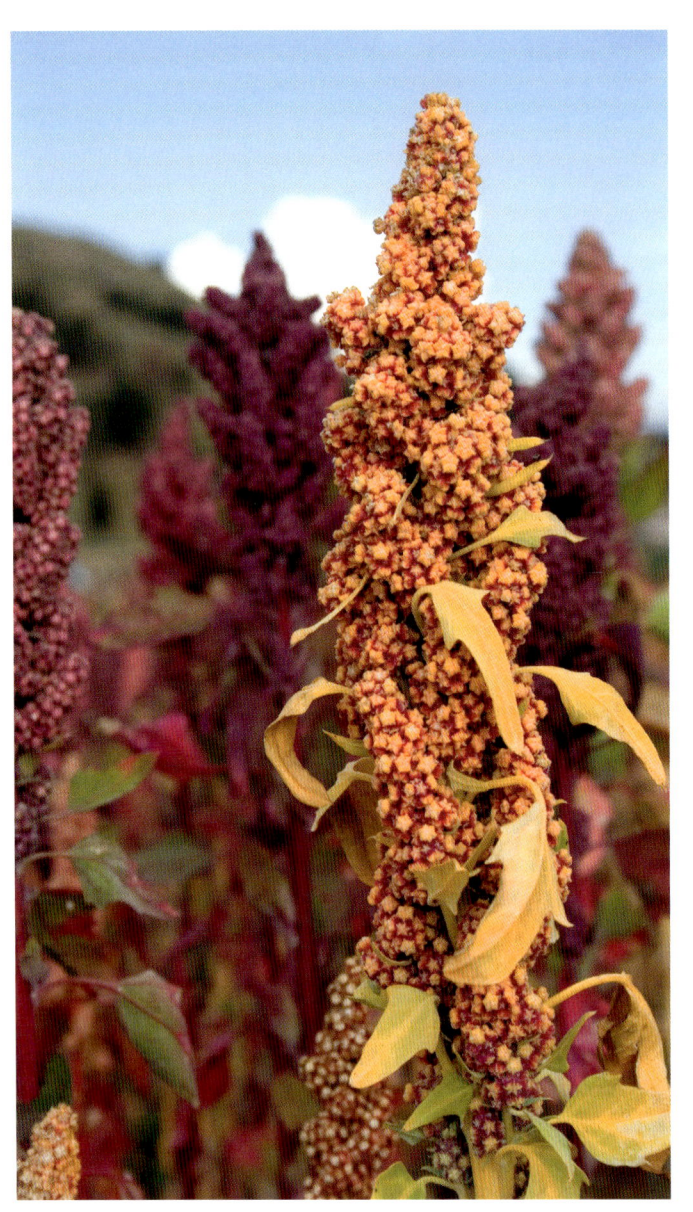

Quinoa

Quinoa ist eine in den Tälern der Anden wachsende, krautige Pflanze, die neben Kartoffeln und Mais das Hauptnahrungsmittel der Inkas war. Sie zählt zu den sogenannten „Pseudogetreiden". Die Inkas waren der Meinung, dieser Pflanze Kraft und Widerstandsfähigkeit zu verdanken – und die moderne Wissenschaft hat mittlerweile erkannt, dass sie damit durchaus Recht hatten. Denn Untersuchungen, die mithilfe der Vereinten Nationen durchgeführt wurden, haben ergeben, dass Quinoa den bekannten Getreidearten an Eiweißstoffen, Mineralien und Vitaminen weit überlegen ist. Mit einem Proteingehalt von 13 bis 22 % gehört Quinoa zu den eiweißreichsten bekannten Körnerfrüchten. Es ist jedoch nicht nur die Proteinmenge; auch die Zusammensetzung der enthaltenen Aminosäuren ist derart ausgewogen, dass sie den Empfehlungen der Weltgesundheitsorganisation (WHO) für eine ausgeglichene Proteinernährung entspricht. Das heißt, mit Quinoa ist der menschliche Organismus in der Lage, ohne andere Eiweißquellen den gesamten Bedarf an lebensnotwendigen Aminosäuren zu decken.

Für Vegetarier bedeutet dies, dass der Verzehr von Quinoa genügt, um regelmäßig mit allen lebensnotwendigen Aminosäuren versorgt zu werden. Quinoa ist glutenfrei, überaus reich an Mineralien und Spurenelementen und enthält ebenso viele Kohlenhydrate wie Eiweißbausteine. Da die Anden bislang von hochindustrialisierter Landwirtschaft verschont geblieben sind, ist Quinoa auch nicht im selben Maß mit Pestiziden belastet wie viele Getreidearten.

Süchtig nach Süßem?

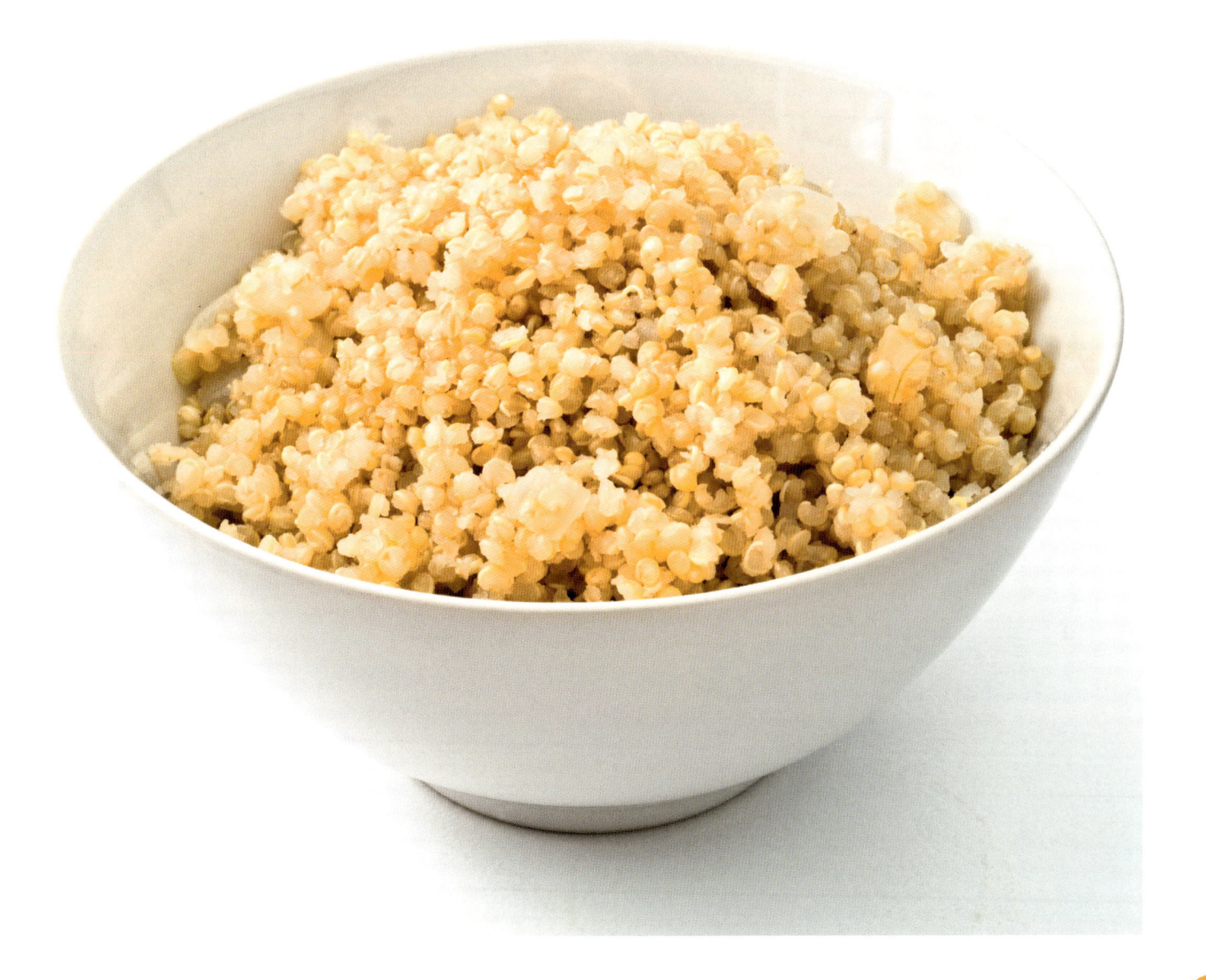

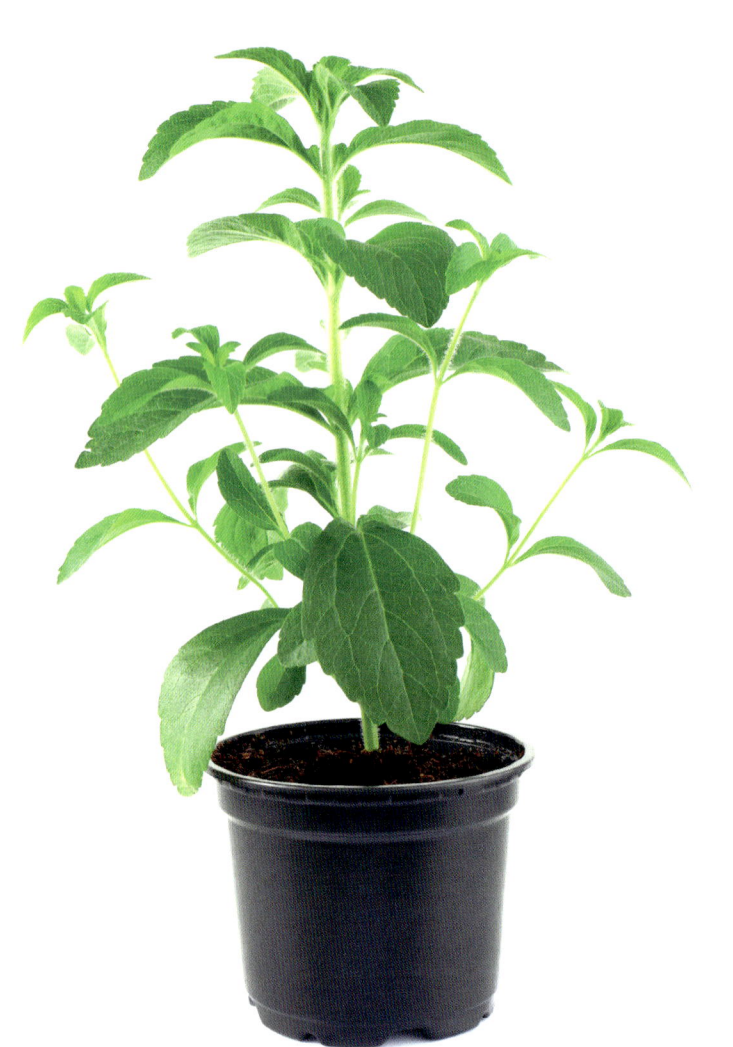

Stevia

Ich persönlich habe mich lange gegen den Gebrauch von Stevia gewehrt, weil es des süßen Geschmacks wegen eine Konditionierung auf süß beinhaltet. Auch wenn Stevia sehr viele Vorteile hat, stimuliert es das Belohnungssystem dennoch.

Aber die Forschungen der letzten Jahre haben gezeigt, dass Stevia – in Maßen genossen – doch auch beim Ausstieg aus der Zuckersucht helfen kann. Daher biete ich in diesem Buch einige Snacks mit Stevia als Süße an.

Stevia hat keine Kalorien, ist gesundheitlich bei Einhaltung der empfohlenen Tagesdosis unbedenklich, schmeckt ebenso süß wie Zucker und erzeugt, anders als Zucker, keine Gier auf mehr. Stevia muss nicht vergoren oder fermentiert werden und ist hitzestabil bis 200 °C. Daher kann es zum Backen verwendet werden. Es ist somit ein sinnvoller Ersatz für Zucker. Allein der Umstieg von Zucker auf Stevia genügt jedoch nicht.

Süchtig nach Süßem?

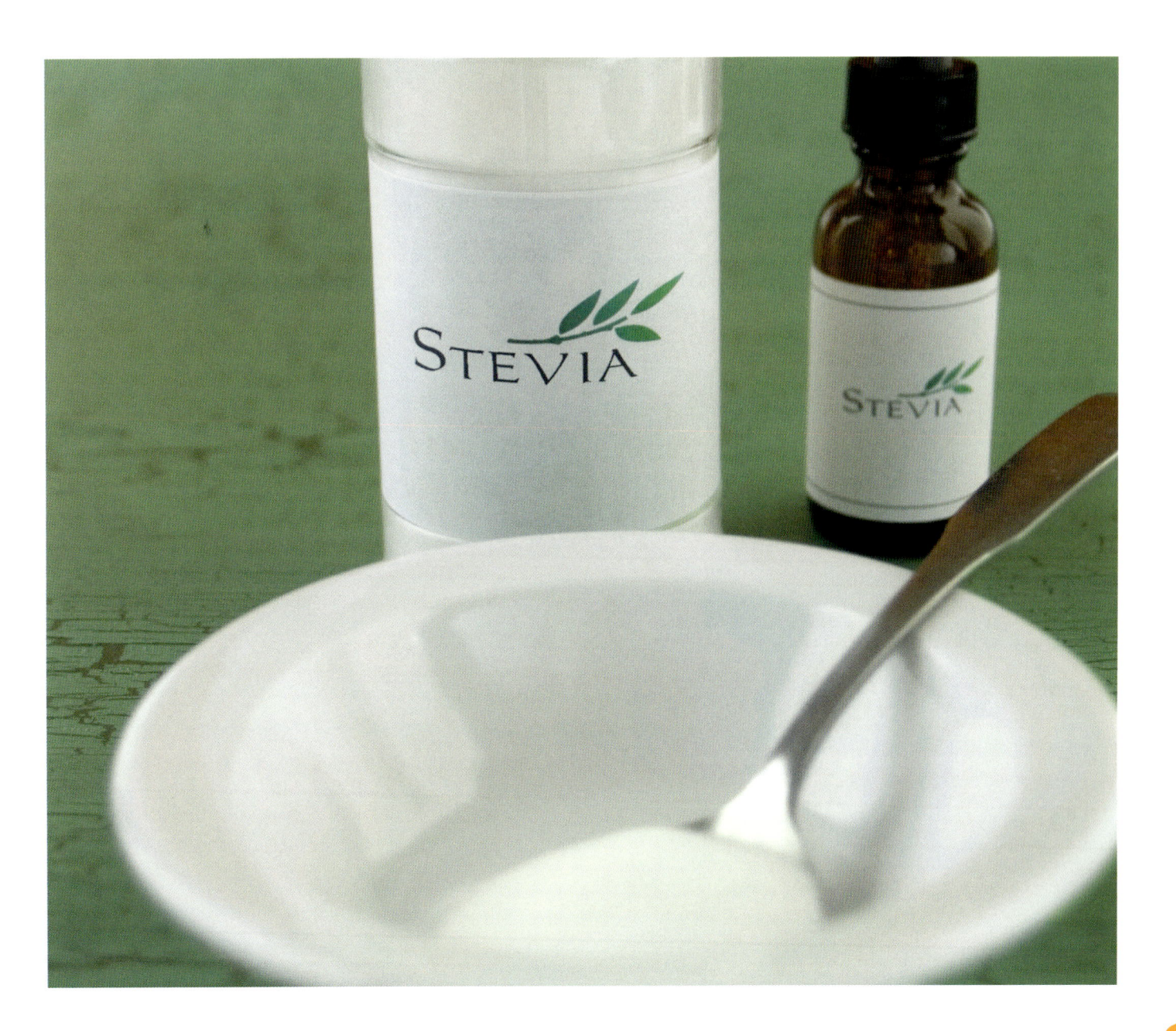

Wo bekomme ich das hier genannte Superfood?

Diese Lebensmittel bekommt man in Reformhäusern oder über das Internet, manches davon auch im gut sortierten Lebensmittelhandel oder in Drogeriemärkten. Alle Lebensmittel lassen sich bis auf die Hanfsaat ohne Kühlschrank leicht lagern und aufbewahren (z.B. in der Schreibtischschublade). Einige dieser Lebensmittel sind gerade sehr populär, daher muss man beim Einkauf aufpassen, um wirklich gute Qualität zu bekommen. Eine zuverlässige Seite, bei der ich auch einkaufe (nein, ich bekomme für diesen Hinweis keine Prozente) ist die Seite **www.rawsuperfood.de**.

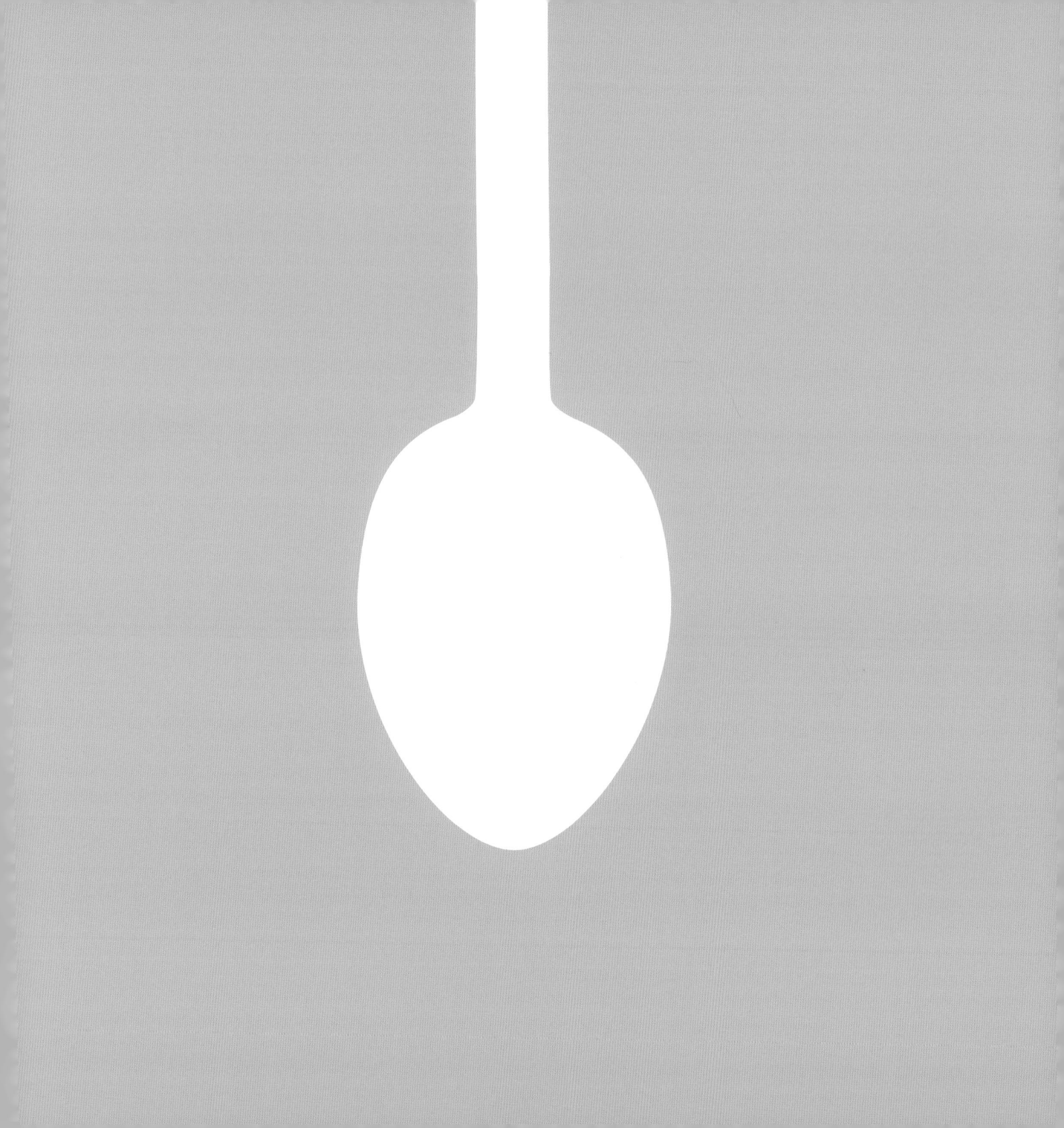

Frühstück

Wenn es ein Hilfsmittel gibt, das – am Morgen getrunken – den ersten Schritt in einen zuckerfreien Tag erleichtert, dann ist das ein „Green Smoothie". „Green Smoothies" sind eine Mischung aus einem Teil grünem Blattgemüse und zwei verschiedenen Obstsorten plus Wasser. Sie werden in einem Mixer mit mindestens 600 Watt so lange püriert, bis ein gut trinkbares, sehr wohlschmeckendes Getränk entstanden ist.

Wer den Tag mit einem „Green Smoothie" beginnt, versorgt seinen Körper mit sehr vielen Vitaminen, Mineralien und Aminosäuren, die die Lust auf Weizen und Zucker verringern. Bereits nach 30 Tagen Green-Smoothie-Genuss beginnt der Körper aktiv nach gesünderer Nahrung zu verlangen. Bekanntlich löst das Gehirn unter anderem deshalb Heißhunger auf Nahrung aus, weil es häufig die falsche Nahrung bekommt – im Grunde zu viel Energie und zu wenig Nährstoffe.

Eines der Probleme beim Verzehr von grünem Blattgemüse ist, dass die Nährstoffe der Pflanzen in Zellulose eingeschlossen sind. Nur wenn man grünes Blattgemüse sehr gründlich kaut, werden diese Strukturen geöffnet und die kostbaren Nährstoffe können überhaupt verwertet werden. Eigentlich müssten wir Salat im Mund zu einer cremigen Konsistenz zerkauen, um die Nährstoffe nicht gleich wieder, gut verpackt in einer der stabilsten Molekularstrukturen der Welt, auszuscheiden. Der Vorteil von „Green Smoothies" ist es, dass man sie trinken kann. Wenn man den Salat im Mixer zerkleinert, dann werden die Zellstrukturen aufgebrochen und der Salat wird zum Getränk. Der Fruchtzucker im Obst sorgt dafür, dass es sehr gut schmeckt. Es entsteht ein süßes, wunderbar fruchtiges, nahrhaftes Getränk mit fast allen Vorteilen, die man sich wünscht. Es reguliert den Säure-Basen-Haushalt, trägt zur Gewichtsreduktion bei, beugt sehr vielen Zivilisationskrankheiten vor, unter anderem Krebs, und schmeckt sogar ausgezeichnet.

Die Kombination von grünem Blattgemüse und Obst sorgt dafür, dass der Blutzuckerspiegel stabil bleibt. „Green Smoothies" lösen also keine Heißhungerattacken aus. Der Start in den Tag mit „Green Smoothies" ist also optimal. Hier finden Sie aber auch noch einige Ideen für komplexere Smoothies für den zuckerfreien Start in den Tag. Je nach Appetit können 1 bis 2 Personen davon ein erstes Frühstück genießen.

Ich habe auch Smoothie-Rezepte für die anderen Mahlzeiten zusammengestellt. Diese sind nach einer Anregung von Thorsten Weiss entstanden.

Green-Smoothie-Grundrezept

FÜR CA. 750 ML:

Grünes Blattgemüse (Salate, aber auch das Grüne von Karotten, Kohl, evtl. Löwenzahnblätter)
2 verschiedene Obstsorten
1-2 Glas Wasser

ZUBEREITUNG:

Zutaten in den Mixer geben und sehr gut mixen.

Feldsalat-Bananen-Weintrauben-Smoothie

FÜR CA. 750 ML:

2 Handvoll Feldsalat
1 Banane
1 Handvoll kernlose Weintrauben
2 Glas Wasser

ZUBEREITUNG:

Zutaten in den Mixer geben und sehr gut mixen.

Eisbergsalat-Himbeer-Apfel-Smoothie

FÜR CA. 750 ML:

1/2 Eisbergsalat
1 Schale Himbeeren
1 Apfel
2 Glas Wasser

ZUBEREITUNG:

Zutaten in den Mixer geben und sehr gut mixen.

TIPPS:
Verwenden Sie Äpfel, Kirschen, Birnen, evtl. eine Banane, Beeren, Kiwis, Papayas – letztlich jede Obstsorte, die Ihnen schmeckt. „Green Smoothies" sollte man am besten frisch zubereiten. Man kann sie im Kühlschrank 1 bis 2 Tage aufheben, da sich aber die Bestandteile trennen, müssen sie vor dem Verzehr neu durchgerührt werden. Der Kaloriengehalt eines Smoothies hängt von der verwendeten Obstsorte ab, liegt aber selten über 150 kcal.

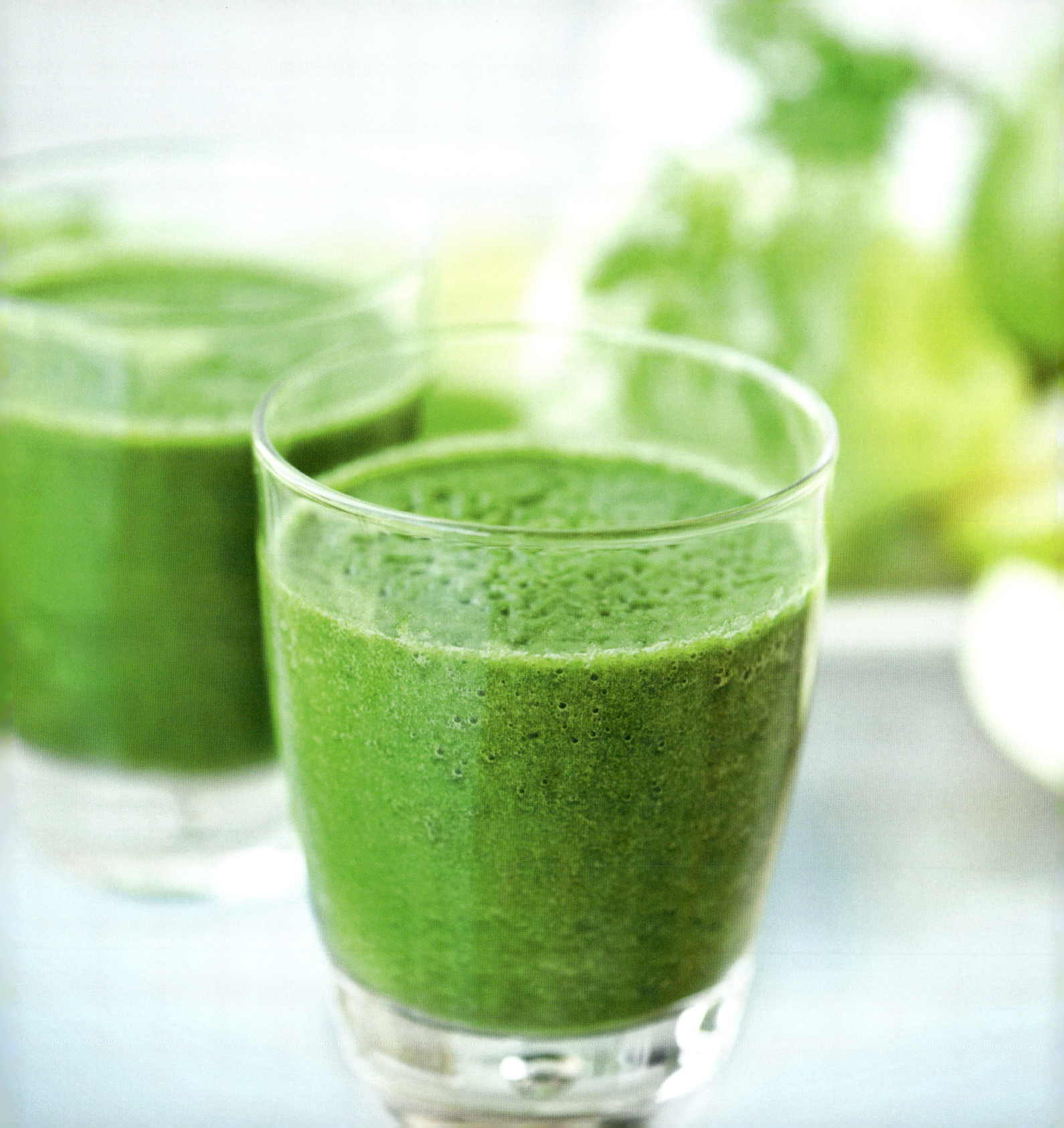

Vitamin-Smoothie

FÜR CA. 750 ML:

2 Stängel Blattsellerie
2 TL Kokosraspel
1 Handvoll Brombeeren
1 Handvoll Blaubeeren
1 Handvoll Goji-Beeren
Saft von 1/2 Zitrone
1 TL rohes Kakaopulver
1-2 Glas Wasser

ZUBEREITUNG:

Zutaten in den Mixer geben und sehr gut mixen.

Smoothie mit Bienenpollen

FÜR CA. 750 ML:

1 Banane
2 geschälte ganze Orangen
1 EL gemahlene Leinsaat
1 EL Bienenpollen
Etwas Zitronensaft
Kakao-Bananen-Milch
2 Bananen
1 Handvoll am Vorabend eingeweichte Mandeln (oder rohe Cashew-Kerne)
1 TL rohe Vanille in Pulverform
2 EL rohes Kakaopulver
1 Prise Salz
1-2 Glas Kokoswasser oder Wasser

ZUBEREITUNG:

Zutaten in den Mixer geben und sehr gut mixen.

Smoothie mit Beeren

FÜR CA. 750 ML:

1 Stange Sellerie
1 Apfel
1 große Handvoll Blaubeeren
1 Handvoll Goji-Beeren
Ein paar Stücke Honigmelone
1 TL Bienenpollen
1 TL Maca
Ein paar Blätter Minze
oder Zitronenmelisse
1-2 Glas Wasser

ZUBEREITUNG:

Zutaten in den Mixer geben und sehr gut mixen.

Smoothie mit Maca

FÜR CA. 750 ML:

1 geschälte ganze Orange
1 Birne
1 Apfel
1 Stange Sellerie
1 kleines Stück Ingwer
2 EL Maca
1 EL Bienenpollen
Etwas Stevia
1-2 Glas Wasser

ZUBEREITUNG:

Zutaten in den Mixer geben und sehr gut mixen.

Energie: ca. 200 kcal pro Smoothie

Frühstück — Süchtig nach Süßem?

Vormittagssnack

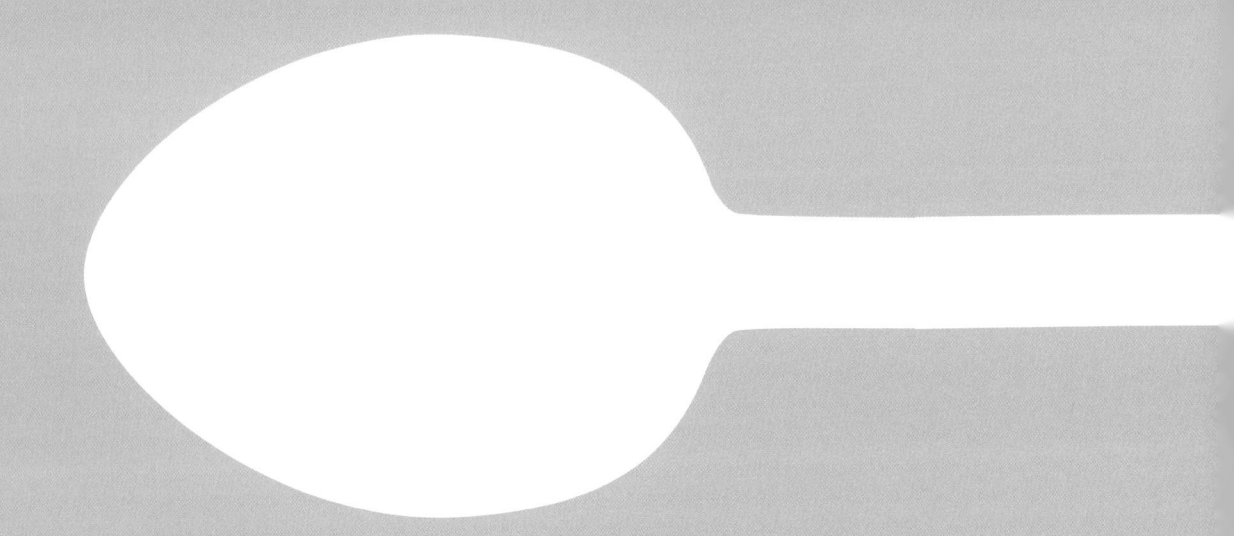

Die heiße Zeit für den Zuckersüchtigen ist die Vormittagsstunde um ca. 11 Uhr.

Zu diesem Zeitpunkt gerät das Gehirn häufig in die erste Energiekrise und Hungergefühle machen sich breit. Wenn Sie zum Frühstück einen Smoothie hatten, ist es jetzt Zeit für ein zweites Frühstück. Dafür eignen sich Knäckebrot aus Roggen, Ei, Käse, Dips, klein geschnittenes Gemüse. Natürlich können Sie den Vormittagssnack auch zum ersten Frühstück essen und einen „Green Smoothie" als zweites Frühstück trinken.

Basilikumaufstrich

FÜR 4 PERSONEN:

50 g Pinienkerne
300 g Frischkäse, fettarm,
evtl. Ziegenfrischkäse
2 EL Naturjoghurt
1/2 Bund Basilikum
50 g getrocknete Tomaten in Öl
Salz, Pfeffer

ZUBEREITUNG:

1. Basilikum klein schneiden.
2. Tomaten würfeln. (Das Öl bitte nicht weggießen.)
3. Frischkäse und Joghurt cremig rühren.
4. Pinienkerne in einer beschichteten Pfanne ohne Öl ganz kurz rösten.
5. Tomaten mit 1 EL des Tomatenöls, Gewürzen und Basilikum in die Käse-Joghurt-Creme rühren.
6. Pinienkerne unterheben.

Energie: ca. 343 kcal pro Portion

Avocado-Dip

FÜR 4 PERSONEN:

3 reife Avocados
1 Zitrone
125 g Naturjoghurt
1 Zwiebel
1 Knoblauchzehe
Salz, Pfeffer,
Cayennepfeffer
(alternativ: Currypulver)

VORBEREITUNG:

1. Zitrone auspressen.
2. Avocados schälen, halbieren und den Kern herauslösen.
3. Fruchtfleisch in feine Würfel schneiden.
4. Fruchtfleisch sofort mit dem Zitronensaft beträufeln.
5. Zwiebel reiben. (Entfällt, wenn Sie eine Küchenmaschine verwenden; dann nur in kleine Stücke schneiden.)
6. Knoblauch pressen. (Entfällt, wenn Sie eine Küchenmaschine verwenden; dann nur in kleine Stücke schneiden.)

ZUBEREITUNG:

1. Zwiebel und Knoblauch zu den Avocados geben.
2. Joghurt unterrühren, alles mit dem Stabmixer mixen.
3. Mit Pfeffer, Salz und etwas Cayennepfeffer abschmecken.

Dazu passt Vollkornbrot/Vollkornbrötchen, möglichst aus Roggen. Für eine schmackhafte Variation dieses Dips verwenden Sie Currypulver statt Cayennepfeffer.

Energie: ca. 242 kcal pro Portion

Heidelbeer-Aprikosen-Joghurt

FÜR 4 PORTIONEN:

600 g Naturjoghurt
200 g Heidelbeeren
(evtl. tiefgefrorene verwenden;
alternativ: Himbeeren)
200 g Aprikosen
1 Vanilleschote (Mark)
2 TL Zimt

VORBEREITUNG:

1. Heidelbeeren waschen und abtropfen lassen.
2. Aprikosen entsteinen und in Stücke schneiden.
3. Vanilleschote auskratzen.

ZUBEREITUNG

1. Joghurt mit Zimt und dem Mark der Vanilleschote in einer Schüssel verrühren.
2. Heidelbeeren und Aprikosen vorsichtig unterheben.

Energie: ca. 140 kcal pro Portion

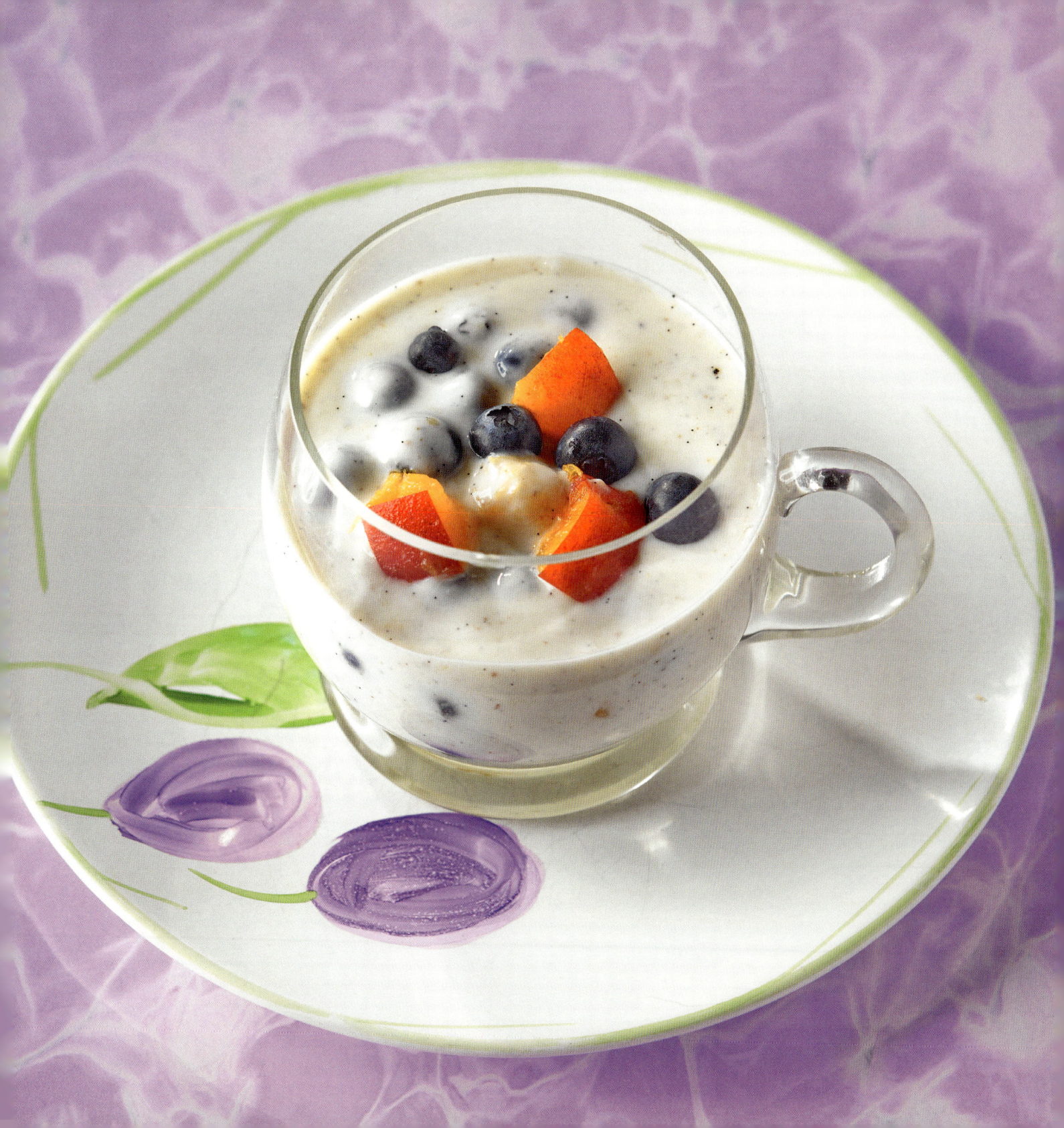

Keimsprossen-Frühstück

FÜR 4 PORTIONEN:

80 g gekeimter Dinkel
16 EL Kefir
200 g Sellerie
200 g säuerlicher Apfel
8 TL gehackte Zitronenmelisse
4 mittelgroße Bananen

VORBEREITUNG:

1. Dinkel keimen lassen.
2. Sellerie und Apfel in dünne Scheiben schneiden.
3. Zitronenmelisse waschen, putzen, hacken.
4. Bananen würfeln.

ZUBEREITUNG:

1. Dinkel mit dem Kefir verrühren.
2. Apfel, Sellerie und Zitronenmelisse vorsichtig unterheben.
3. Bananen vorsichtig unterheben.

Energie: ca. 164 kcal pro Portion

Quark mit Obst

FÜR 2 PORTIONEN:

250 g Magerquark
ca. 300 g Obst
10 g gehackte Walnüsse
oder Haselnüsse

VORBEREITUNG:

1. Obst in kleine Stücke schneiden.
2. Quark mit einem Esslöffel Wasser glatt rühren.

ZUBEREITUNG:

1. Quark und Obst vorsichtig vermischen.
2. Mit den Nüssen bestreuen.

Als Obst eignen sich: Äpfel, Aprikosen, Birnen, Erdbeeren, Heidelbeeren, Himbeeren, Holunderbeeren, Kirschen, Pfirsiche, Pflaumen, Sanddorn.

Energie: ca. 211 kcal pro Portion

Warmes Frühstück mit Quinoa

FÜR 2 PORTIONEN:

150 g Quinoa
250 ml Milch, 1,5 % Fett
1 TL (ausnahmsweise)
kalt geschleuderter Honig
1/2 Tasse klein geschnittenes
Obst nach Wahl
Evtl. Koriander

VORBEREITUNG:

1. Quinoa eine Viertelstunde lang vorsichtig kochen.
2. Abkühlen lassen.
3. Obst klein schneiden.

ZUBEREITUNG:

1. Alle Zutaten vermischen.
2. Mit Koriander garnieren (nach Geschmack).

Energie: ca. 367 kcal pro Portion

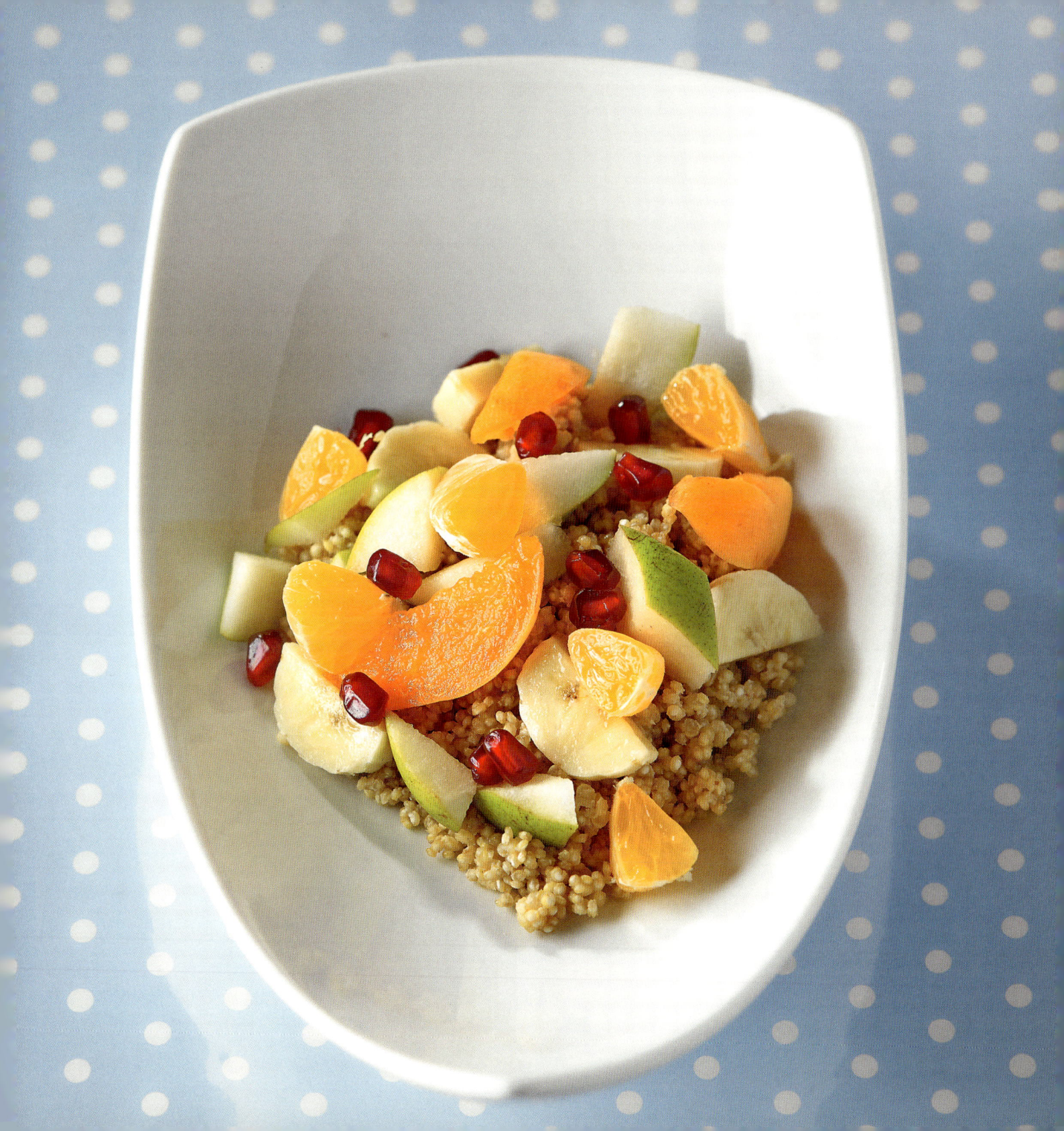

Mittagessen

Mittagessen findet sehr häufig im Büro statt.

Entweder geht man mit Kollegen zusammen essen oder man isst in der Kantine. Wer essen geht, sollte auf eine kohlenhydratarme Ernährung achten, z.B. Salat mit Fisch, Hühnerbrust, Tofu etc. Nicht die Pasta, nicht die Pizza, Ihr Nachmittagstief folgt sonst unweigerlich.

Im Folgenden habe ich einige Rezeptvorschläge für Gerichte, die man vorbereiten und ins Büro mitnehmen kann. Und einige, die man zu Hause kochen kann.

Oliven-Tapenade mit Gemüsesticks

FÜR 2 PORTIONEN:

50 g schwarze Oliven ohne Stein
50 g grüne Oliven ohne Stein
1/2 rote Zwiebel
1/2 roter Paprika
2 EL Sojasoße
3 Stängel Petersilie
20 g Walnüsse

VORBEREITUNG:

1. Zwiebel klein schneiden.
2. Paprika fein würfeln.
3. Petersilie waschen.

ZUBEREITUNG:

1. Walnüsse, Oliven, Petersilienstängel sowie die Sojasoße im Mixer pürieren.
2. Zwiebel und Paprika unterheben.

Die Tapenade kann zu Brot (Knäckebrot mit Roggen, Roggenbrot) gegessen oder zu Gurken, Karotten, Sellerie als Dip gereicht werden.

Energie: ca. 215 kcal pro Portion

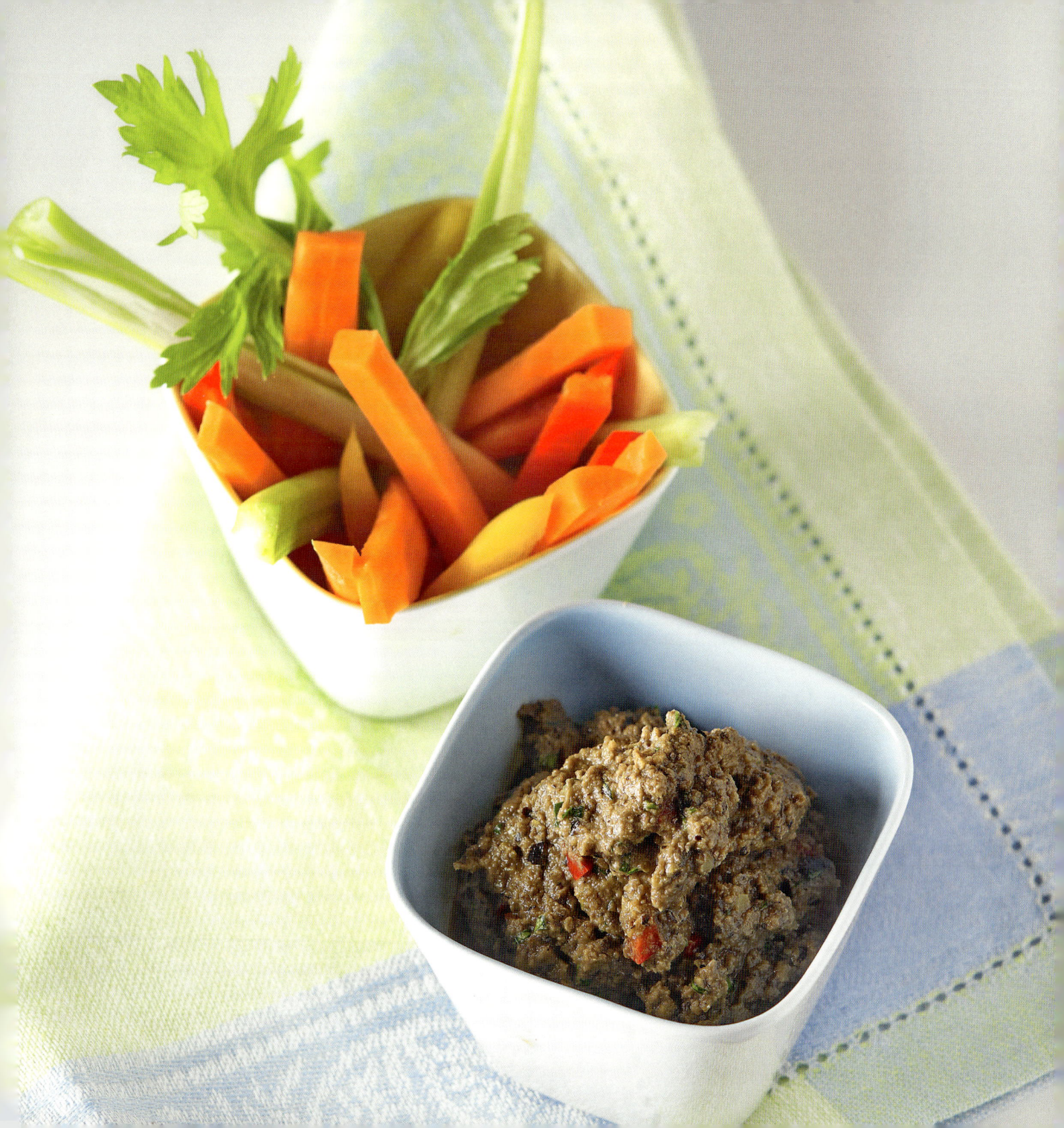

Guacamole

FÜR 2 PORTIONEN:

1 Avocado
1 Tomate
2 kleine Schalotten
Einige frische Korianderblätter
1 Zitrone
Salz

VORBEREITUNG:

1. Tomaten klein schneiden.
2. Schalotten fein hacken.
3. Zitrone auspressen.
4. Avocadofleisch leicht zerdrücken.

ZUBEREITUNG:

Alle Zutaten in ein hohes Gefäß füllen und mit einem Stabmixer verrühren. Oder das Avocadofleisch mit der Gabel gut zerdrücken und die restlichen Zutaten untermischen.

Die Guacamole kann gut zu Gemüsespalten (Karotten, Sellerie, Salatgurke) gegessen werden, schmeckt jedoch auch ausgezeichnet als Brotaufstrich.

Energie: ca. 258 kcal pro Portion

Salat mit Maca-Thai-Dressing

FÜR 2 PORTIONEN:

1 Handvoll Basilikumblätter
1 Zitrone
2-3 EL Maca
2 EL Kokosfett
2 EL Hanföl
2 EL (oder etwas mehr) Wasser
Salz
Zusätzlich: Salat nach Wunsch

VORBEREITUNG:

1. Basilikum waschen.
2. Kokosfett bei Raumtemperatur weich werden lassen.
3. Salat waschen und trocken schleudern oder im Küchentuch trocknen.
3. Zitronen auspressen.

ZUBEREITUNG:

1. Alle Zutaten außer dem Salat in einem Mixer zu einem Dressing pürieren.
2. Unter den Salat heben.

Energie: ca. 275 kcal pro Portion

Gurkensalat mit Chia-Samen

FÜR 2 PORTIONEN:

1 große Salatgurke
1/2 Gemüsezwiebel
4 1/2 TL weißer Essig
Stevia nach Geschmack
Salz
1/2 TL Chia-Samen

VORBEREITUNG:

Die Gurke schälen und in feine Scheiben schneiden.

ZUBEREITUNG:

Alle Zutaten in einer Schüssel mischen und eine Stunde durchziehen lassen. Dann die Chia-Samen hinzufügen und den Salat genießen.

Energie: ca. 53 kcal pro Portion

Hühnerbrustsalat mit Chia-Samen

FÜR 4 PORTIONEN:

2 Auberginen
2 Hühnerbrüste
50 g Ziegenkäse
3 TL Chia-Samen
2 TL Sonnenblumenkerne
5 Basilikumblätter
5 Minzeblätter
8 Cherry-Tomaten
(oder 3 normale Tomaten)
1 kleine Salatgurke
1 Zitrone (ungehandelt oder bio)
1/2 Orange
Olivenöl zum Braten
Salz, Pfeffer

VORBEREITUNG:

1. Gurke in sehr dünne Scheiben schneiden.
2. Ziegenkäse fein würfeln.
3. Aubergine in dünne Scheiben schneiden.
4. Hühnerbrust in dünne Streifen schneiden.
5. Tomaten fein würfeln.
6. Schale von der Zitrone abreiben und die halbe Zitrone auspressen.
7. Orange schälen und Fruchtfleisch fein schneiden.
8. Basilikum und Minze fein hacken.

ZUBEREITUNG:

1. Aubergine in wenig Olivenöl braten.
2. Aus der Pfanne nehmen, abtropfen lassen (evtl. Küchenpapier verwenden).
3. Hühnerbrust in einer Pfanne durchbraten.
4. Tomaten, Gurke, Orange und Käse in einer Schüssel zusammengeben.
5. Gewürze (Zitronensaft, Zitronenschale, Kräuter, Salz, Pfeffer) und Samen (Sonnenblumenkerne, Chia-Samen) hinzufügen.
6. Huhn und Aubergine vorsichtig untermischen.

Energie: ca. 215 kcal pro Portion

Warmer Quinoa-Salat

FÜR 4 PORTIONEN:

250 g Quinoa
1 Zwiebel
2 Bund Petersilie
2 Stängel frische Minze
1/2 Zitrone
1 TL Olivenöl
1 TL Kümmel

VORBEREITUNG:

1. Quinoa gründlich abspülen.
2. Quinoa in 600 ml Salzwasser 20 bis 25 Minuten kochen, bis das Wasser vollständig verkocht ist.
3. Zwiebel schälen und klein hacken.
4. Kräuter putzen und klein hacken.
5. Die halbe Zitrone auspressen.

ZUBEREITUNG:

1. Zwiebel, Kräuter, Zitronensaft, Öl und Kümmel vorsichtig mit der noch heißen Quinoa vermischen.
2. Sofort servieren!

Kann auch kalt gegessen werden.

Energie: ca. 261 kcal pro Portion

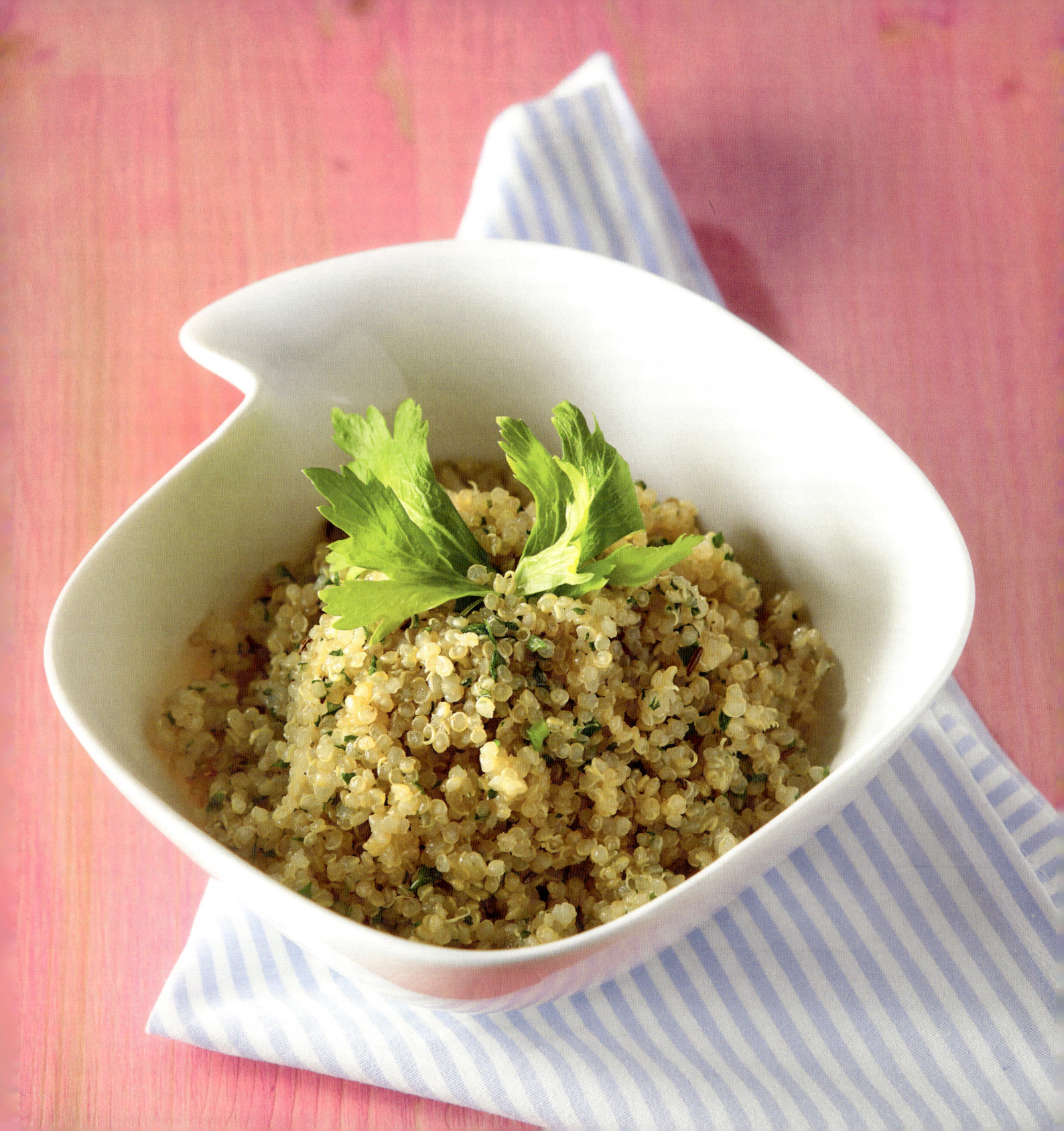

Kalte Shrimps-Suppe

FÜR 4 PORTIONEN
(ALS VORSPEISE):

750 g Shrimps,
geschält und ohne Darm
1 kg Tomaten
125 ml Gemüsebrühe
125 ml Tomatensaft
1/2 Zitrone
1 Knoblauchzehe
2 Stängel Koriander
1 Bund Petersilie
Salz, Pfeffer

VORBEREITUNG:

1. Wasser in einem Topf zum Kochen bringen und die Shrimps 3 Minuten kochen, bis sie rot und durchgegart sind.
2. Die Shrimps unter kaltem Wasser abspülen und beiseitestellen.
3. Eine Tomate überbrühen, häuten und in kleine Würfel schneiden.
4. Gemüsebrühe zubereiten.
5. Die halbe Zitrone auspressen.
6. Knoblauchzehe schälen und klein hacken.
7. Koriander putzen und klein hacken.
8. Petersilie putzen und klein hacken.

ZUBEREITUNG:

1. Gemüsebrühe, Tomatensaft, restliche Tomaten, Zitronensaft, Knoblauch und Salz in einen Mixer geben und 1 bis 2 Minuten durchmixen.
2. Das Ganze in eine Schüssel geben.
3. Shrimps, Koriander und Petersilie sowie die klein geschnittene Tomate dazugeben.
4. Vor dem Servieren mindestens 1 Stunde in den Kühlschrank stellen.

Dazu passt ein gutes Roggenbrot.

Energie: ca. 236 kcal pro Portion

Weiße Bohnensuppe

FÜR 4 PORTIONEN

4 Tassen getrocknete weiße Bohnen
(bzw. aus der Dose)
5 Zwiebeln
1 Sellerieknolle
Selleriegrün
3 Knoblauchzehen
5 reife Tomaten
3 EL Olivenöl
Salz, Pfeffer

VORBEREITUNG:

1. Tomaten pürieren.
2. Knoblauchzehen schälen und hacken.
3. Sellerieknolle putzen und klein schneiden.
4. Zwiebeln schälen und klein schneiden.

ZUBEREITUNG:

1. Die Bohnen mit Wasser bedecken und ohne Salz aufkochen.
2. Die Bohnen abgießen und anschließend erneut in einen Topf mit so viel Wasser geben, dass sie gerade bedeckt sind.
3. Nach kurzem Aufkochen vom Herd nehmen und 1 Stunde im heißen Wasser stehen lassen.
4. Die Bohnen (bzw. Dosenbohnen) abgießen, dabei das Bohnenwasser auffangen und die Bohnen abtropfen lassen.
5. Bohnen mit Sellerie, Zwiebeln, Knoblauch und den pürierten Tomaten vermengen und in einen Topf geben.
6. Das Öl hinzufügen, alles mit Wasser (auch das Bohnenkochwasser) bedecken und so lange kochen, bis das Gemüse zerfällt.
7. Mit Salz und Pfeffer abschmecken.

Energie: ca. 374 kcal pro Portion

Rote Paprikasuppe

FÜR 4 PORTIONEN:

1/2 weiße Zwiebel
3 Knoblauchzehen
4 rote Paprika
2 EL Paprikapulver
2 EL Olivenöl
4 Kartoffeln
750 ml Gemüsebrühe
Etwas Butter
Salz, Pfeffer
Frische Kräuter zum Garnieren

VORBEREITUNG:

1. Rohe Kartoffeln schälen und klein schneiden.
2. Paprikaschoten vom Kerngehäuse befreien und in Würfel schneiden.
3. Knoblauchzehen schälen und fein hacken.
4. Zwiebel schälen und klein schneiden.
5. Butter in einem Töpfchen schmelzen.
6. Gemüsebrühe zubereiten.

ZUBEREITUNG:

1. Zwiebel, Kartoffeln, Knoblauch und Paprika in Olivenöl anbraten.
2. Paprikapulver dazugeben, mit der Gemüsebrühe auffüllen.
3. Suppe 20 Minuten köcheln lassen, dann mit dem Stabmixer pürieren.
4. Mit Salz und Pfeffer abschmecken.
5. Mit Kräutern garnieren.

Energie: ca. 158 kcal pro Portion

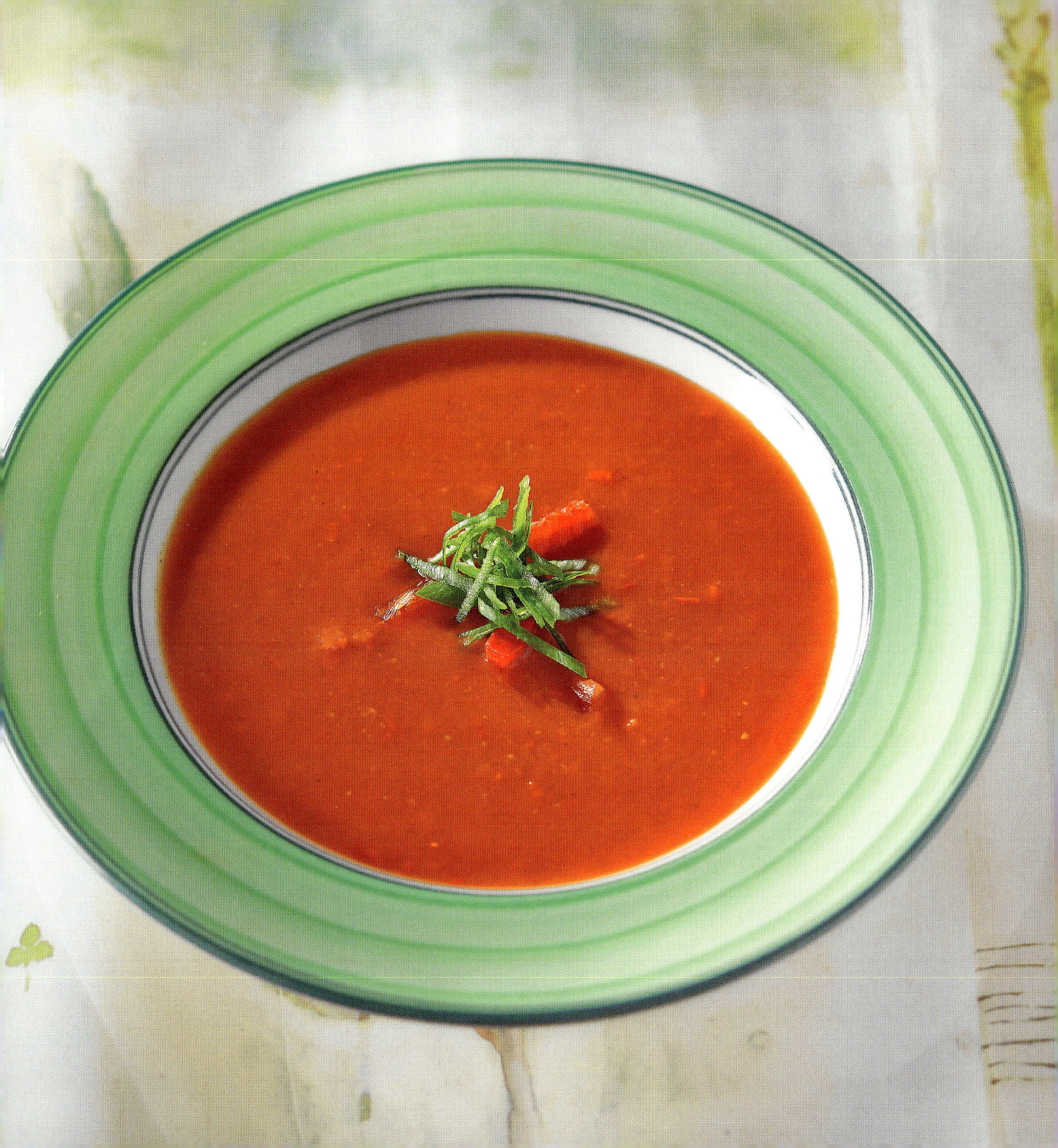

Quinoa-Bratlinge

FÜR 4 PORTIONEN:

250 g Quinoa
2 Knoblauchzehen
1 Ei
2 TL Olivenöl

VORBEREITUNG:

1. Knoblauchzehen schälen und klein hacken.

ZUBEREITUNG:

1. Quinoa gründlich abspülen.
2. Quinoa in 600 ml Salzwasser 20 bis 25 Minuten kochen, bis das Wasser vollständig verkocht ist.
3. Die Quinoa-Masse 5 bis 10 Minuten erkalten lassen.
4. Knoblauch unter die Masse geben.
5. Ei einarbeiten.
6. Öl in einer beschichteten Pfanne heiß werden lassen.
7. Quinoa-Bratlinge formen (wie Frikadellen) und im Fett 1 bis 2 Minuten goldbraun braten.

Quinoa-Bratlinge kann man sehr leicht transportieren. Sie sind sehr sättigende Mittagsmahlzeiten, beispielsweise mit Quark oder einem anderen Dip. Das Rezept enthält viel Knoblauch. Das ist nicht immer bürotauglich. Sehr gut schmecken die Bratlinge auch mit Kräutern wie Schnittlauch, Petersilie etc. Probieren Sie es aus!

Energie: ca. 252 kcal pro Portion

Grünkern-Gemüse-Paprika

FÜR 4 PORTIONEN:

4 Paprika
200 g Zucchini
200 g Porree
100 g Grünkern
200 g Schmelzkäse
Je 1 Bund Schnittlauch, Petersilie, Oregano (eventuell getrocknete Kräuter verwenden)
2 Knoblauchzehen
2 Chilischoten
Ca. 400 ml Gemüsebrühe
Salz, Pfeffer

VORBEREITUNG:

1. Paprika halbieren und putzen.
2. Zucchini putzen, waschen, in kleine Würfel schneiden.
3. Porree putzen, waschen, in feine Ringe schneiden.
4. Knoblauch schälen. Knoblauch und Chilischoten fein hacken.
5. Schmelzkäse würfeln.
6. Bei frischen Kräutern: waschen und klein hacken.
7. Gemüsebrühe zubereiten.
8. Auflaufform mit etwas Olivenöl einfetten.
9. Ofen auf 200 °C vorheizen.

ZUBEREITUNG:

1. Grünkern mit 100 ml Wasser bedecken und etwa 3 bis 5 Minuten kochen lassen.
2. Anschließend bei kleiner Hitze noch etwa 15 Minuten quellen lassen.
3. Paprika mit der Schnittseite nach oben in die Auflaufform legen.
4. Gemüse, Kräuter und Käse mit dem Grünkern vermischen, mit Salz und Pfeffer würzen.
5. Die Masse in die Paprikahälften geben.
6. Gemüsebrühe angießen (Paprika nicht bedecken).
7. Etwa 18 Minuten im Ofen überbacken.

Dazu Naturreis oder Kartoffeln servieren.

Energie: ca. 331 kcal pro Portion

Grünkohlauflauf mit Hirse

FÜR 4 PORTIONEN:

1 kg Grünkohl
1 l Gemüsebrühe
220 g Hirse
2 Zwiebeln
2 Knoblauchzehen
2 EL Sonnenblumenöl
3 Eier
60 g Parmesan
Salz, Pfeffer
Muskatnuss
20 g Butter

VORBEREITUNG:

1. Grünkohl putzen und klein schneiden.
2. Zwiebeln schälen und würfeln.
3. Knoblauchzehen würfeln.
4. Eier trennen. Eiweiß und Eigelb werden benötigt.
5. Parmesan reiben.
6. Eine Auflaufform einfetten.
7. Hirse in einem Sieb kalt abspülen und abtropfen lassen.
8. Die Gemüsebrühe zubereiten.
9. Backofen auf 200 °C vorheizen.

ZUBEREITUNG:

1. Kohl in etwa 1/2 l Gemüsebrühe etwa 30 Minuten bei schwacher Hitze kochen lassen.
2. Öl in einem Topf heiß werden lassen.
3. Zwiebeln und Knoblauch darin glasig dünsten.
4. Hirse dazugeben und kurz mitbraten.
5. Etwa 1/4 l Brühe dazugießen, alles aufkochen lassen und im geschlossenen Topf bei schwacher Hitze etwa 20 Minuten garen.
6. Grünkohl-Hirse-Mischung, Eigelb und den Käse vermischen. Eventuell etwas Brühe abgießen.
7. Eiweiß steif schlagen.
8. Eischnee unter die Grünkohlmasse ziehen.
9. Mit Salz, Pfeffer und Muskatnuss würzen.
10. Masse in die Auflaufform geben.
11. Butterflöckchen darauf verteilen.
12. Im Backofen auf der untersten Schiene 30 Minuten backen.
13. Form auf die oberste Schiene stellen und weitere 10 Minuten backen.

Energie: ca. 521 kcal pro Portion

Dinkel-Gemüse-Risotto auf Brunnenkresse-Creme

FÜR 4 PORTIONEN:

1 Bund Brunnenkresse
200 g saure Sahne
Majoran, Paprika, Sellerie, Kümmel, Lorbeer und Rosmarin
3 EL Zitronensaft
2 Kohlrabi
2 Stangen Staudensellerie
1 Bund Frühlingszwiebeln (3-4 Stück)
1 Tasse Dinkel
600 ml Wasser
1/2 l Gemüsebrühe
1 Tasse Reis
4 Eier

VORBEREITUNG:

1. Brunnenkresse putzen und waschen. Einige schöne Blätter zur Seite legen.
2. Kohlrabi schälen, Staudensellerie putzen, waschen und beides in Würfel schneiden.
3. Frühlingszwiebeln putzen, waschen und in Ringe schneiden.
4. Gemüsebrühe zubereiten.
5. Eier hart kochen, abkühlen lassen und schälen.

ZUBEREITUNG:

1. Brunnenkresse mit der sauren Sahne pürieren und mit Majoran, Paprika, Sellerie, Kümmel, Lorbeer, Rosmarin und 1 bis 2 EL Zitronensaft würzen und abschmecken.
2. Beiseitestellen.
3. Dinkel in einem Topf ohne Fett rösten, bis die Körner zu platzen beginnen.
4. Wasser hinzugießen und mit dem Dinkel zum Kochen bringen.
5. 3 bis 5 TL Gemüsebrühe dazugeben und alles 10 Minuten kochen.
6. Restliche Gemüsebrühe und Reis hinzufügen. Weitere 10 Minuten kochen.
7. Gemüse dazugeben und nochmals 10 Minuten kochen.
8. Alles mit 1 EL Zitronensaft abschmecken.
9. Eier in Spalten schneiden und auf das Risotto legen.

Energie: ca. 480 kcal pro Portion

Gefüllte Kohlrabi mit Pilzrisotto

FÜR 4 PORTIONEN:

4 Kohlrabi (zu jeweils ca. 300 g)
4 kleine Zwiebeln
600 g Pilze
(z.B. Champignons oder Shiitake)
2 EL Olivenöl
200 g Vollkornreis
40 g Parmesan
12 Basilikumblätter
6 EL Sojacreme

VORBEREITUNG:

1. Kohlrabi putzen und schälen.
2. Zwiebeln schälen und würfeln.
3. Pilze putzen und in Scheiben schneiden.
4. Basilikum waschen und fein schneiden.
5. Parmesan fein reiben.
6. Kohlrabi in kochendem Wasser 20 bis 25 Minuten garen.
7. Kohlrabiwasser aufbewahren.
8. Von jedem Kohlrabi den Deckel abschneiden.
9. Kohlrabi aushöhlen.
10. Herausgelöstes Kohlrabifleisch würfeln.
11. Mit dem Basilikum und 150 ml Kohlrabiwasser pürieren.
12. Ausgehöhlte Kohlrabi warm stellen.

ZUBEREITUNG:

1. Öl in einer Pfanne erhitzen.
2. Pilze goldbraun braten, mit Pfeffer und Salz würzen.
3. Herausnehmen.
4. Zwiebeln und Reis in der Pfanne andünsten, eventuell noch etwas Öl hinzufügen.
5. Mit 700 ml Kohlrabiwasser aufgießen, zudecken und etwa 20 Minuten bei geringer Hitze ausquellen lassen.
6. Nach 15 Minuten Pilze und Käse hinzufügen.
7. Pürierte Kohlrabi-Basilikum-Soße in einem Topf erhitzen, Sojacreme hinzugeben und abschmecken.
8. Pilzreis mit etwas Soße vermischen.
9. Warm gestellten Kohlrabi mit dem Pilzrisotto füllen und mit der restlichen Soße anrichten.

Energie: ca. 342 kcal pro Portion

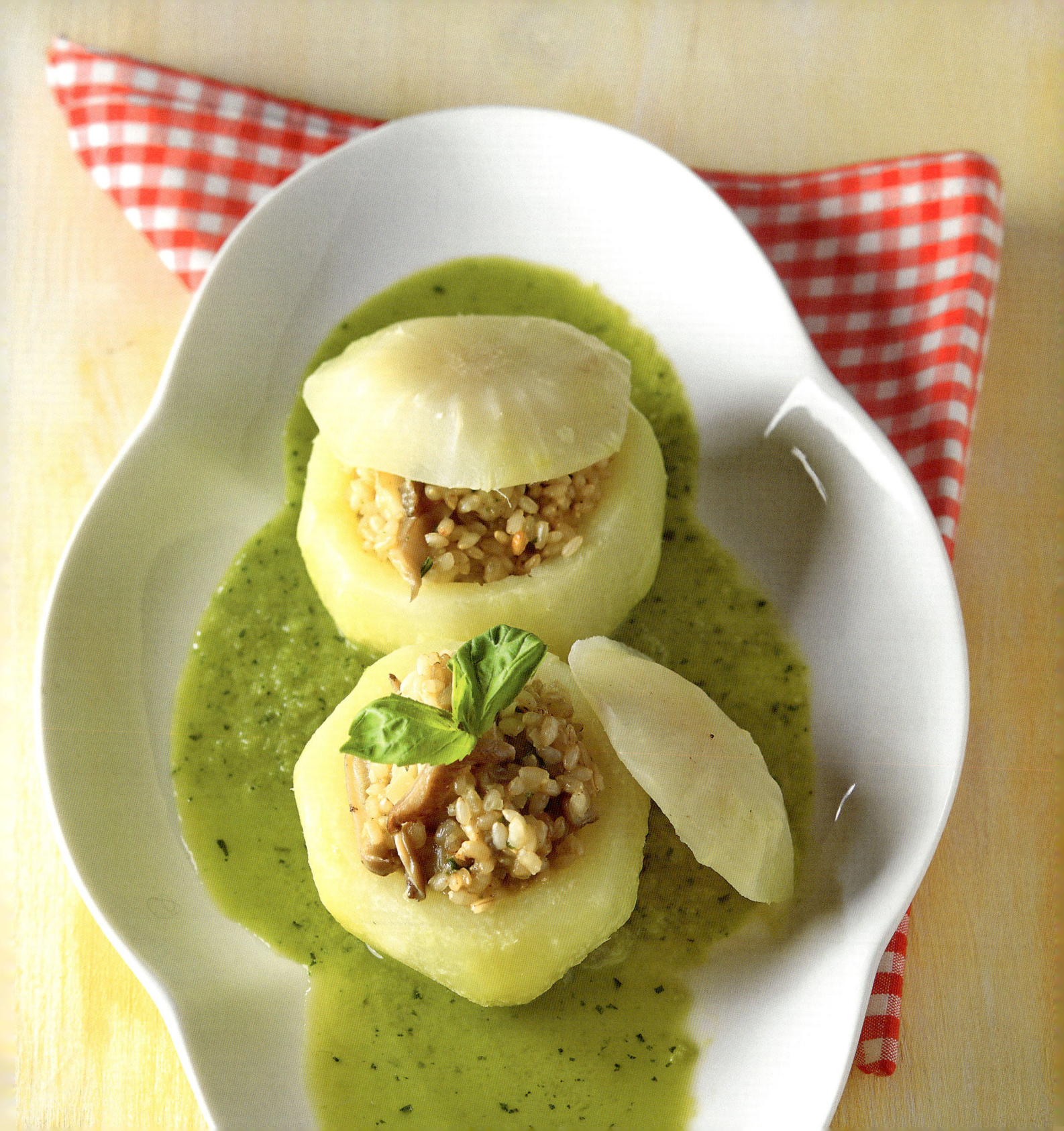

Überbackene Zucchini in Tomatensoße

FÜR 4 PORTIONEN:

1 kg Zucchini
1 EL Olivenöl
250 ml Gemüsebrühe
70 g Tomatenmark
2 Knoblauchzehen
50 g Parmesan
Salz, Pfeffer
Thymian

VORBEREITUNG:

1. Zucchini waschen, Enden abschneiden, in dünne Scheiben schneiden.
2. Knoblauch schälen und hacken.
3. Auflaufform mit etwas Olivenöl einfetten.
4. Parmesan reiben.
5. Gemüsebrühe zubereiten.
6. Backofen auf 200 °C vorheizen.

ZUBEREITUNG:

1. Öl in einer Pfanne heiß werden lassen.
2. Zucchinischeiben auf beiden Seite anbraten, salzen, herausnehmen, Bratfett abgießen.
3. Knoblauch und Tomatenmark in einem Topf mit etwas Wasser andünsten, mit Salz, Pfeffer, Thymian würzen.
4. Gemüsebrühe zur Tomatensoße hinzugeben, einkochen.
5. In die Auflaufform abwechselnd Tomatensoße, Zucchinischeiben und geriebenen Parmesan geben.
6. Mit Soße und Käse abschließen.
7. Etwa 20 Minuten überbacken.

Energie: ca. 110 kcal pro Portion

Quinoa-Risotto

FÜR 4 PORTIONEN:

250 g Quinoa
1 kleiner Blumenkohl
1 kleiner Porree
1 Paprika
250 g Erbsen (auch tiefgekühlt bzw.
500 g frische Erbsenschoten)
1 TL Olivenöl
50 ml Gemüsebrühe
Salz, Pfeffer

VORBEREITUNG:

1. Porree waschen, putzen und in kleine Stücke schneiden.
2. Blumenkohl waschen, putzen und in Röschen teilen.
3. Paprika waschen, entkernen und klein schneiden.
4. Erbsenschoten waschen und Erbsen aus den Schoten lösen.
5. Frische Erbsen in Salzwasser weich kochen.
6. Gemüsebrühe zubereiten.
7. Quinoa gründlich abspülen.

ZUBEREITUNG:

1. Quinoa in 600 ml Salzwasser 20 bis 25 Minuten kochen, bis das Wasser vollständig verkocht ist.
2. Gleichzeitig den Blumenkohl in einem anderen Topf in Salzwasser weich kochen.
3. Öl in einer beschichteten Pfanne heiß werden lassen.
4. Gemüse anbraten, mit 50 ml Gemüsebrühe ablöschen und 4 bis 5 Minuten gar ziehen lassen.
5. Quinoa hinzufügen und alles zusammen noch einmal 2 Minuten anbraten, dabei ständig rühren.
6. Mit Salz und Pfeffer abschmecken.

Energie: ca. 304 kcal pro Portion

Zucchini-Tomaten-Zwiebel-Gratin

FÜR 4 PORTIONEN:

500 g Zucchini
500 g Tomaten
300 g Zwiebeln
Thymian, frisch oder getrocknet
Basilikum, frisch oder getrocknet
Salz, Pfeffer
5 Knoblauchzehen
100 g Schafskäse
300 g saure Sahne
2 EL Olivenöl

VORBEREITUNG:

1. Zucchini waschen, putzen und in Scheiben schneiden.
2. Tomaten überbrühen, häuten und in Scheiben schneiden.
3. Zwiebeln schälen und in Scheiben schneiden.
4. Knoblauchzehen schälen, klein hacken.
5. Basilikum klein hacken.
6. Auflaufform mit etwas Olivenöl einfetten.
7. Backofen auf 180 °C vorheizen.

ZUBEREITUNG:

1. Gemüse (Zucchini, Tomaten, Zwiebeln) in eine Auflaufform legen.
2. Knoblauch, Schafskäse und saure Sahne vermischen.
3. Soße mit Thymian, Salz und Pfeffer abschmecken.
4. Soße zwischen und über das Gemüse geben.
5. Alles mit etwas Olivenöl beträufeln.
6. Im Ofen 45 Minuten überbacken.
7. Mit Basilikum bestreuen.

Energie: ca. 245 kcal pro Portion

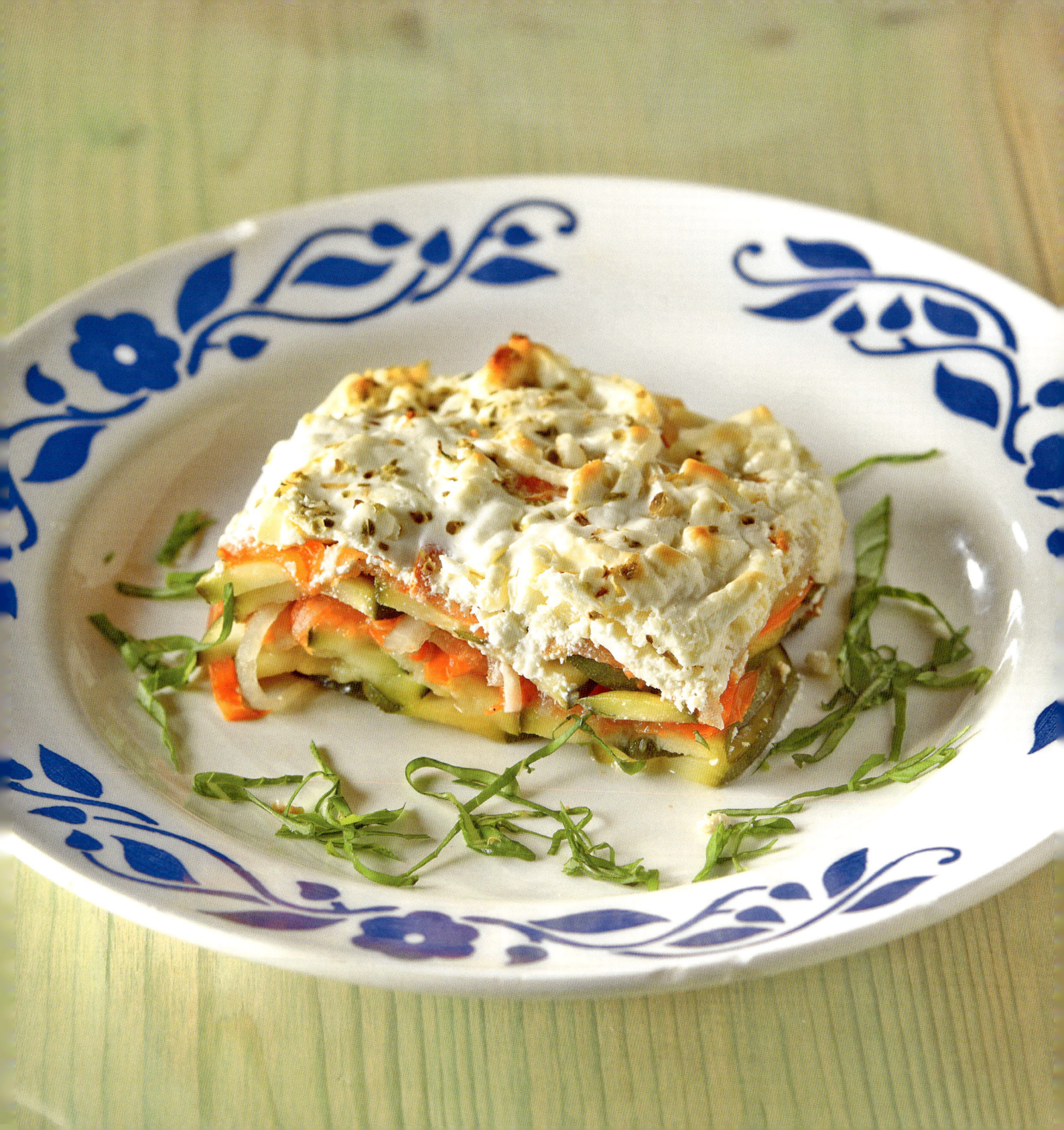

Dinkelspaghetti mit Sesamgarnelen

FÜR 4 PORTIONEN:

200 g Dinkelspaghetti
40 g Olivenöl
Meersalz, Pfeffer
Koriander (gemahlen)
1 Knoblauchzehe
6 EL Kräuter, fein geschnitten
(Rosmarin, Thymian, Bohnenkraut,
Lavendel, Basilikum)
50 g Ajvar (Paprikamark)
250 g Tomatensaft
60 g schwarze Oliven ohne Stein
60 g Schlagsahne
1/2 TL Kräutersalz
400 g Garnelen (geschält)
50 g Sesam
3 EL Olivenöl
Frischer Koriander zum Garnieren

VORBEREITUNG:

1. Nudeln kochen, abgießen, beiseitestellen. Es soll 600 g gekochte Nudeln ergeben.
2. Knoblauch schälen und fein schneiden.
3. Garnelen in Sesam wenden.
4. Ajvar (Paprikamark) mit Tomatensaft verrühren.
5. Oliven halbieren.

ZUBEREITUNG:

1. Spaghetti in einer Pfanne mit Olivenöl und 4 EL Wasser andünsten.
2. Mit Salz, Pfeffer, Knoblauch, Koriander und den Kräutern abschmecken.
3. In einem weiteren Topf Ajvar-Tomatensaft-Mischung aufkochen.
4. Oliven und Sahne dazugeben, mit Kräutersalz abschmecken.
5. In einer beschichteten Pfanne Olivenöl erhitzen.
6. Die Sesamgarnelen darin braten.
7. Spaghetti mit den Garnelen anrichten.
8. Mit der Tomaten-Paprika-Soße übergießen und mit frischem Koriander garnieren.

Energie: ca. 606 kcal pro Portion

Ingwerspaghetti

FÜR 4 PORTIONEN:

400 g Dinkelspaghetti
1 Zitrone
100 g Ingwer
2 Schalotten
Salz
100 g Butter
250 ml Gemüsebrühe

VORBEREITUNG:

1. Gemüsebrühe zubereiten.
2. Zitrone auspressen.
3. Schalotten schälen und in kleine Stücke schneiden.
4. Ingwer schälen und würfeln.
5. Eine große Schüssel etwas vorwärmen.

ZUBEREITUNG:

1. Spaghetti in sprudelndem Wasser bissfest kochen.
2. Etwas Butter in einem Topf heiß werden lassen.
3. Schalotten in etwas Butter andünsten.
4. Ingwer mit andünsten.
5. Topf vom Herd nehmen.
6. Restliche Butter flöckchenweise in die Soße geben.
7. Soße mit den Spaghetti in der vorgewärmten Schüssel vermischen.

Energie: ca. 557 kcal pro Portion

Wirsingrouladen mit Tofu

FÜR 4 PORTIONEN:

8 große Wirsingblätter
2 Paprika
1 mittelgroße Zwiebel
100 g Hirse
300 ml Gemüsebrühe
100 g Tofu
1 Eigelb
Currypulver
Salz
1 EL Olivenöl

VORBEREITUNG:

1. Wirsing putzen, Strunk herausschneiden, die großen Blätter verwenden.
2. Paprika putzen, entkernen, in feine Streifen schneiden.
3. Hirse heiß waschen und abtropfen lassen.
4. Zwiebel schälen und in kleine Stücke schneiden.
5. Tofu würfeln.
6. Gemüsebrühe zubereiten.
7. Das Ei trennen. Nur das Eigelb verwenden.
8. Auflaufform mit Olivenöl einfetten.
9. Backofen auf 180 bis 200 °C vorheizen.

ZUBEREITUNG:

1. Die Wirsingblätter in kochendem Wasser blanchieren.
2. Öl erhitzen und darin die gewürfelte Zwiebel mit der Hirse andünsten.
3. Mit 250 ml Gemüsebrühe angießen und mit Salz und Pfeffer abschmecken; aufkochen lassen und dann etwa 25 Minuten bei geringer Hitze ziehen lassen.
4. Die Hirse abkühlen lassen, dann mit Tofu, Eigelb und Currypulver mischen.
5. Jeweils zwei Wirsingblätter übereinanderlegen, die Hirse-Tofu-Masse darauf verteilen und einige Paprikastreifen in die Mitte legen.
6. Schließlich die Rouladen aufrollen und in die Form legen.
7. Etwa 20 Minuten im Backofen garen.

Energie: ca. 221 kcal pro Portion

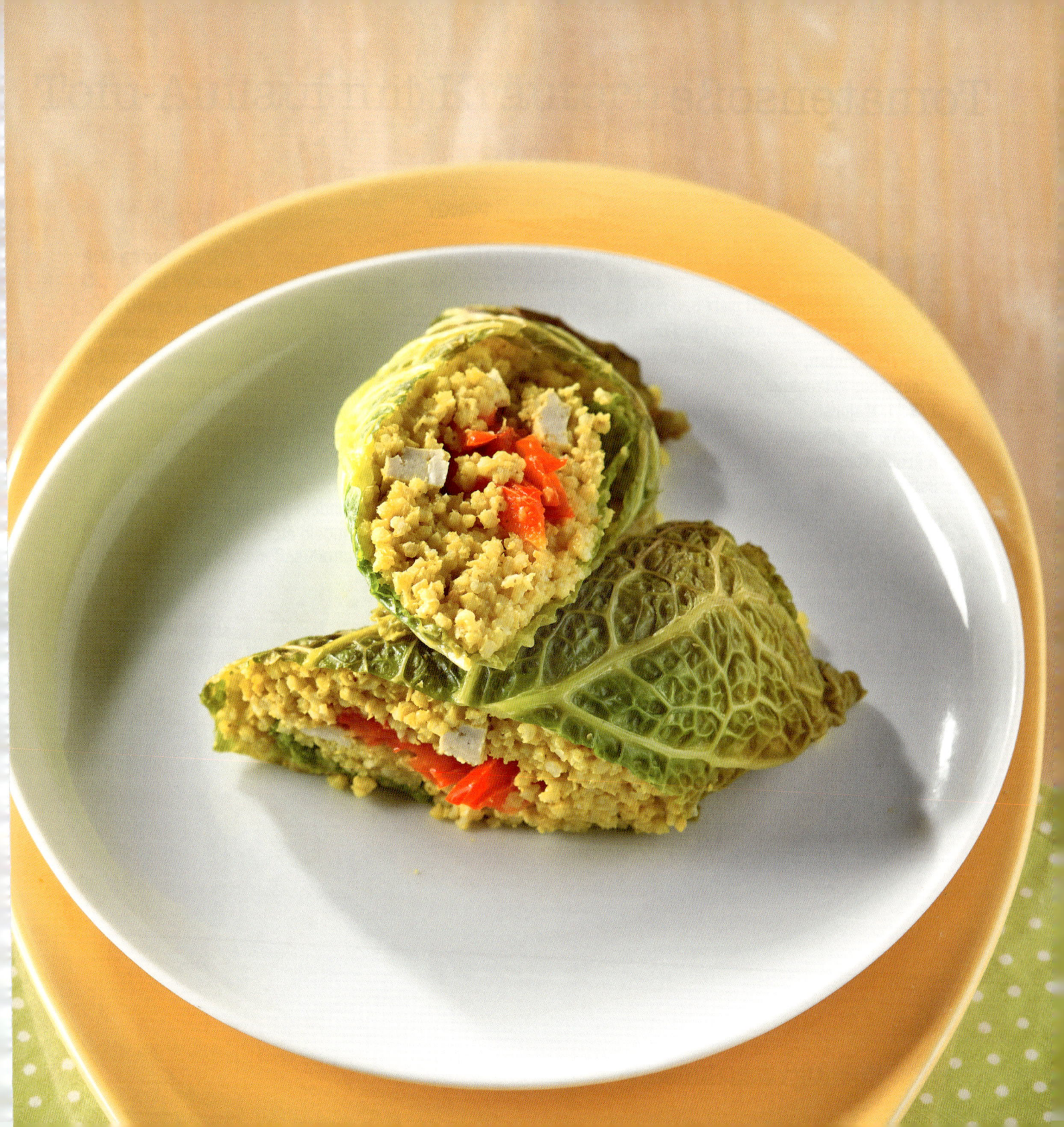

Quinoa-Jambalaya

FÜR 4 PORTIONEN:

200 g Hühnerbrust
200 g Quinoa
1 EL Sojasoße
1 rote Zwiebel
1 grüner Paprika
2 Stangen Sellerie
100 g Champignons
100 g Spinat
(frisch oder tiefgekühlt)
1 kleine Dose Tomaten
1 Knoblauchzehe
1 TL Basilikum
1/2 TL Thymian
400 ml Gemüsebrühe
1 Lorbeerblatt
Salz, Pfeffer
Olivenöl

VORBEREITUNG:

1. Zwiebel, Paprika und Sellerie fein würfeln.
2. Spinat waschen, trocken schleudern oder tupfen und klein hacken. Gefrorenen Spinat auftauen.
3. Champignons in dünne Scheiben schneiden.
4. Basilikum fein hacken.
5. Thymianblättchen von den Stängeln zupfen und fein hacken.
6. Quinoa gründlich abspülen.
7. Gemüsebrühe zubereiten.
8. Hühnerbrust in feine Scheiben schneiden (mundgerechte Stücke).
9. Knoblauch sehr fein hacken.
10. Tomaten in kleine Stücke schneiden, Saft auffangen.

ZUBEREITUNG:

1. Hühnerbrust in sehr wenig Olivenöl andünsten und durchbraten, mit der Sojasoße abschmecken.
2. In einem Topf die Zwiebel in wenig Olivenöl andünsten.
3. Paprika, Sellerie und Champignons dazugeben, ebenfalls andünsten.
4. Spinat, Knoblauch, Basilikum und Thymian dazugeben und kurz mitbraten.
5. Quinoa, Tomaten, Tomatensaft, Gemüsebrühe und Lorbeerblatt dazugeben.
6. Zugedeckt 15 bis 20 Minuten garen, bis die Flüssigkeit aufgesogen ist.
7. Huhn hinzugeben, untermischen und erwärmen.
8. Lorbeerblatt entfernen.
9. Gericht mit Sojasoße, Pfeffer und Salz abschmecken.

Energie: ca. 306 kcal pro Portion

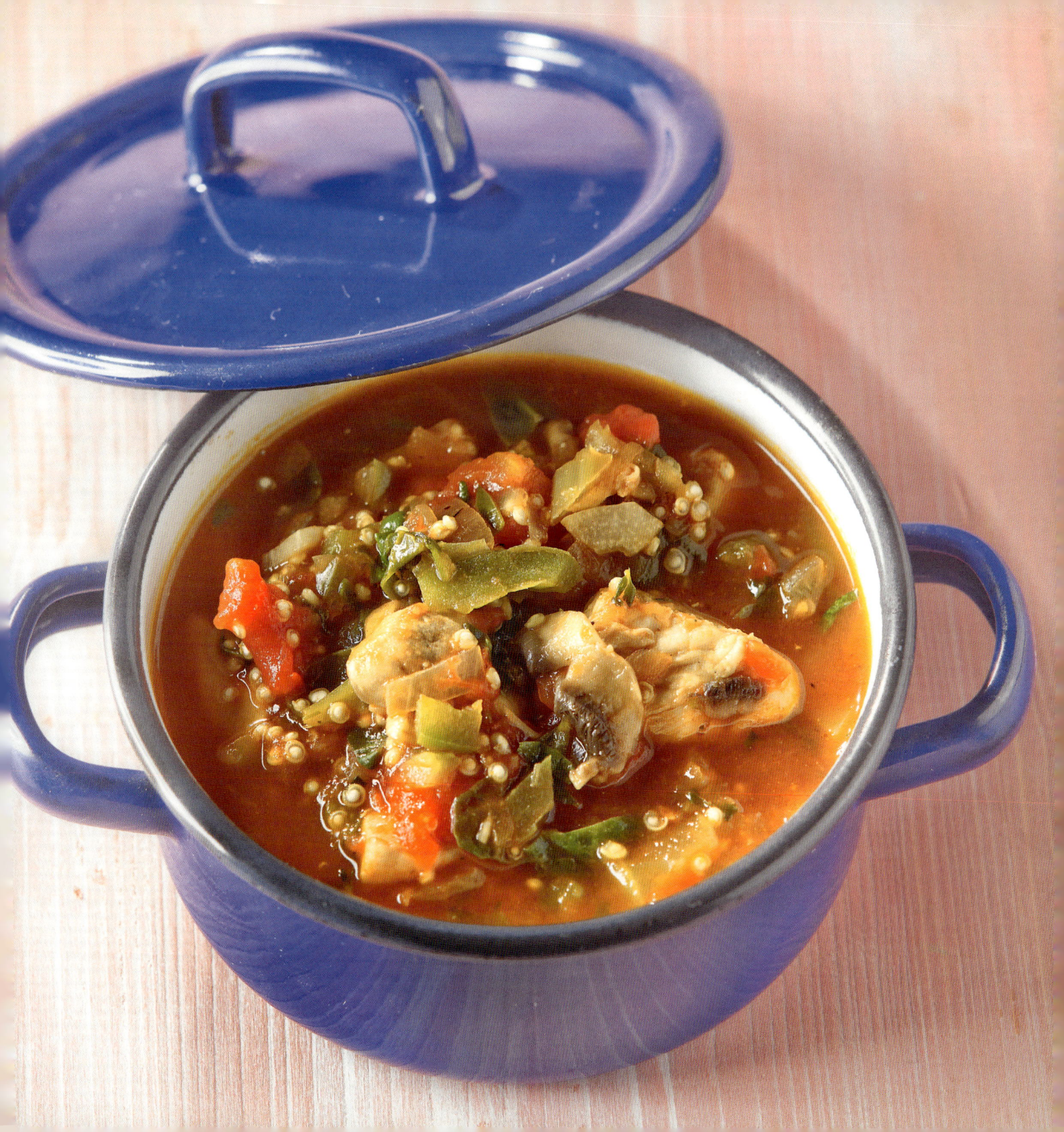

Artischockencurry mit Tofu

FÜR 4 PORTIONEN:

8 Artischocken
2 Zitronen
2 grüne Paprika
300 g Tofu
4 rote Zwiebeln
2 TL Olivenöl
2 1/2 TL scharfes Currypulver
400 ml Gemüsebrühe
Salz, schwarzer Pfeffer

VORBEREITUNG:

1. Stiele der Artischocken herausbrechen.
2. Blätter der Artischocken abschneiden und den Boden freilegen.
3. Zitronen auspressen.
4. Böden in den Saft einer Zitrone legen.
5. Paprika putzen und in etwa 1 cm große Stücke schneiden.
6. Tofu würfeln.
7. Zwiebeln schälen und in dünne Streifen schneiden.
8. Gemüsebrühe zubereiten.
9. Artischockenböden in acht Stücke schneiden.

ZUBEREITUNG:

1. Das Öl bei mittlerer Hitze im Topf erhitzen.
2. Artischockenböden, Zwiebeln und Paprikastückchen hinzufügen und etwa 3 Minuten unter Wenden glasig braten.
3. Currypulver untermischen und unter Rühren noch 1 Minute braten.
4. Mit Brühe aufgießen, salzen und pfeffern.
5. Das Ganze aufkochen lassen und bei schwacher Hitze etwa 3 Minuten garen.
6. Kurz vor dem Servieren den Tofu untermischen und alles noch einmal aufkochen lassen.

Dazu schmeckt Basmatireis.

Energie: ca. 252 kcal pro Portion

Hühnerbrust mit Kokosmilch und Ingwer

FÜR 4 PORTIONEN:

400 g Hühnerbrust
250 g Naturjoghurt
200 g Kokosmilch (ungesüßt)
1-2 Limonen (oder 1 Zitrone)
2 TL Ingwer
1-2 EL zerstoßene Pfefferkörner
1 Zwiebel
2-3 Tomaten
Chilipulver
Salz
Olivenöl zum Braten

VORBEREITUNG:

1. Ingwer schälen und grob reiben.
2. Zwiebel schälen und klein schneiden.
3. Hühnerbrust in Streifen schneiden.
4. Limonen oder Zitrone auspressen.
5. Tomaten würfeln.
6. Marinade aus Joghurt, Kokosmilch, Limonensaft, Ingwer und Pfeffer bereiten.
7. Hühnerbruststreifen 20 Minuten in die Marinade einlegen.

ZUBEREITUNG:

1. Öl in einer Pfanne heiß werden lassen.
2. Zwiebelstücke glasig anschwitzen.
3. Tomatenstücke dazugeben, alles kurz andünsten.
4. Hühnerfleisch samt Marinade hinzufügen.
5. Köcheln lassen, bis das Fleisch gar ist.
6. Mit Chilipulver und Salz abschmecken.

Dazu passt Vollkornreis oder Basmatireis.

Energie: ca. 179 kcal pro Portion

Linsencurry mit Tofu

FÜR 4 PORTIONEN:

225 g Puy-Linsen
(oder eine andere Linsensorte)
2 Kohlrabi
500 g grüne Bohnen
4 Zwiebeln
2 Knoblauchzehen
2 Chilischoten,
frisch oder getrocknet
2 EL Kokosfett
400 g Tofu
500 ml Gemüsebrühe
2 EL Currypulver
1 Bund frische Petersilie
(oder 2 EL tiefgekühlte Petersilie)
Salz, Pfeffer

ZUBEREITUNG:

1. Linsen in einem Sieb abspülen, reichlich mit frischem, kaltem Wasser bedecken und – je nach Sorte – 20 bis 30 Minuten kochen. Die Linsen sollten bissfest sein. Dann Kochwasser abgießen und Linsen beiseitestellen.

VORBEREITUNG:

1. Linsen in kaltem Wasser etwa 3 Stunden (eventuell länger) einweichen.
2. Kohlrabi schälen und in bleistiftdicke Stücke schneiden.
3. Bohnen putzen, waschen und schräg in Stücke schneiden.
4. Zwiebeln schälen und in Streifen schneiden.
5. Knoblauch schälen und hacken.
6. Chilischoten entkernen und klein schneiden.
7. Petersilie hacken.
8. Gemüsebrühe zubereiten.
9. Tofu in Streifen schneiden.
10. Küchenpapier auf einem Teller ausbreiten.

WÄHREND DIE LINSEN KOCHEN:

2. Wok erhitzen und das Fett hineingeben.
3. Tofustreifen etwa 5 Minuten darin braten, bis sie goldgelb sind.
4. Tofu herausnehmen, auf Küchenpapier abtropfen lassen.
5. Im verbliebenen Fett Zwiebeln und Knoblauch bei mittlerer Hitze anbraten.
6. Kohlrabi und Bohnen hinzufügen, kurz anbraten.
7. Brühe hinzufügen.
8. Chilischoten und Currypulver hinzugeben, umrühren.
9. Petersilie hinzugeben, etwas Petersilie zum Garnieren übrig lassen.
10. Zugedeckt schmoren lassen, bis die Bohnen gar sind (etwa 20 bis 30 Minuten).
11. Tofustreifen und Linsen unterrühren.
12. Mit der restlichen Petersilie garnieren.
13. Mit Salz und Pfeffer abschmecken.

Energie: ca. 448 kcal pro Portion

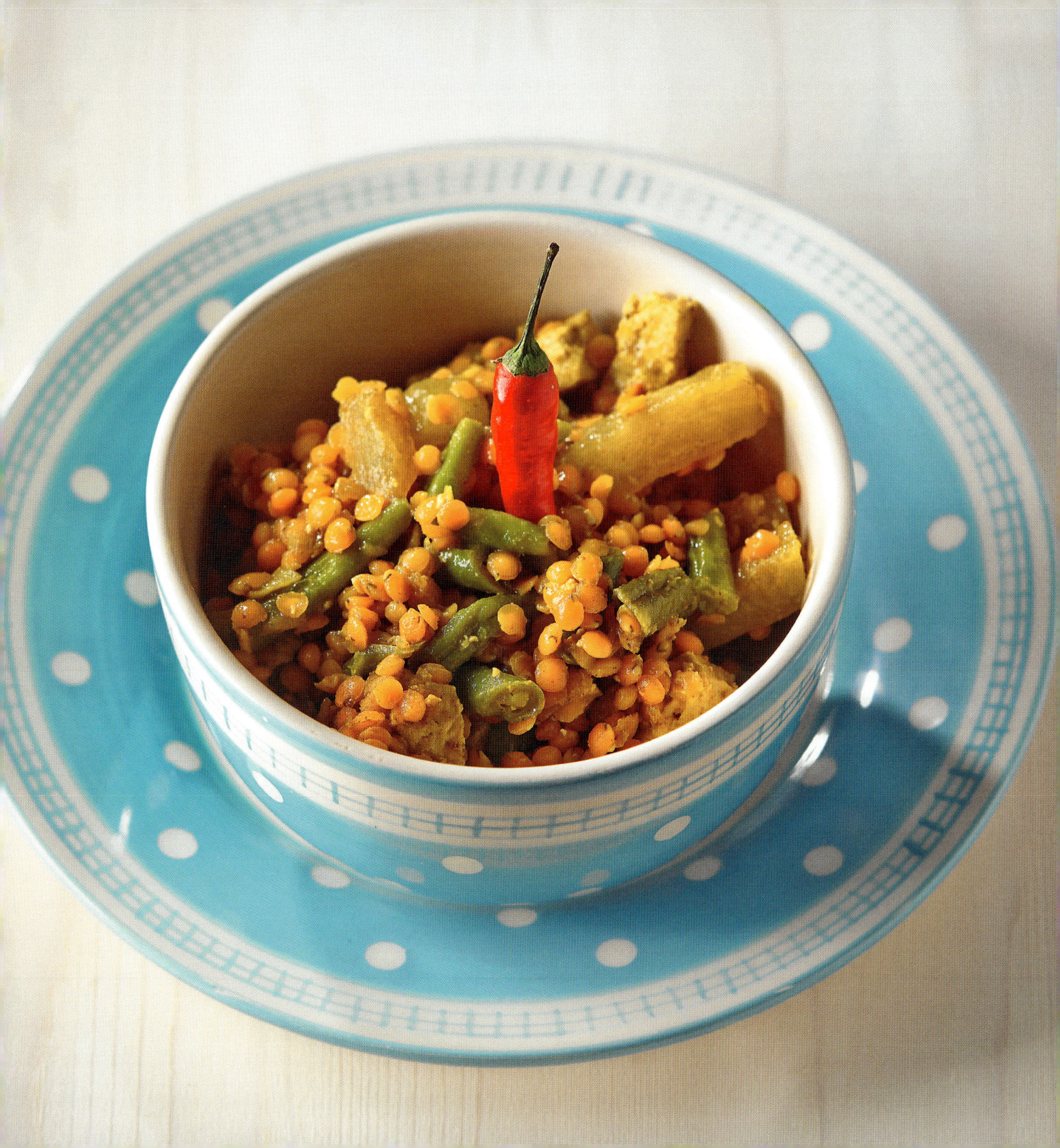

Putengeschnetzeltes mit Apfel und Aprikosen

FÜR 4 PORTIONEN:

700 g Putenbrust
1 Zwiebel
2 Knoblauchzehen
Ca. 20 g frischer Ingwer
5 EL Öl
1/2 TL Kardamom
(gemahlen oder zerstoßen)
1/2 TL Piment (gemahlen)
1 Zimtstange
400 ml Kokosmilch (ungesüßt)
Salz, schwarzer Pfeffer
2 rote Chilischoten
10 Aprikosen
2 mittelgroße säuerliche Äpfel
2 EL Kokosraspel
100 g Mandelsplitter
Olivenöl zum Braten

VORBEREITUNG:

1. Das Fleisch in 4 bis 5 cm lange Streifen zerteilen.
2. Zwiebeln, Knoblauch und Ingwer schälen.
3. Zwiebeln klein würfeln.
4. Knoblauch und Ingwer sehr fein hacken.
5. Chilischoten putzen, längs einritzen, Kerne herausschaben und Chilis in Streifen schneiden.
6. Aprikosen entsteinen und würfeln.
7. Äpfel schälen, in dünne Spalten teilen.

ZUBEREITUNG:

1. In einem breiten Topf Fleisch portionsweise in jeweils 2 EL Öl anbraten.
2. 1 EL Öl in den Topf geben.
3. Zwiebeln, Knoblauch und Ingwer darin andünsten.
4. Fleisch, Kardamom, Piment und Zimtstange hinzufügen.
5. Kokosmilch dazugießen, salzen und pfeffern und etwa 15 Minuten köcheln.
6. Nach 10 Minuten Garzeit die Chilis, Aprikosen, Äpfel und Mandeln unterheben.
7. In einer beschichteten Pfanne die Kokosraspel ohne Fett bräunen.
8. Über das Gericht streuen.
9. Nachwürzen nach Geschmack.

Energie: ca. 605 kcal pro Portion

Lachsschnitte mit Dinkel-Spaghetti-Puffer

FÜR 4 PORTIONEN:

50 g Zwiebeln
40 g schwarze Oliven ohne Stein
40 g getrocknete, eingelegte Tomaten
1 Knoblauchzehe
50 g Crème fraîche
200 ml Fischfond
1/2 TL Meersalz
Pfeffer, Koriander (gemahlen)
400 g Lachs
400 g gekochte Dinkelspaghetti
2 Eier
200 g Blattspinat (auch tiefgekühlt)
2 EL Olivenöl zum Braten

VORBEREITUNG:

1. Spaghetti kochen und 400 g abwiegen.
2. Spaghetti kalt werden lassen.
3. Zwiebel würfeln.
4. Oliven halbieren.
5. Eingelegte Tomaten würfeln.
6. Knoblauchzehe schälen und hacken.
7. Spinat in feine Streifen schneiden.

ZUBEREITUNG:

1. Spinat in einer Pfanne in etwas Wasser vorsichtig weich dünsten.
2. Spaghetti mit dem Spinat, den Eiern, Salz, Pfeffer und dem Koriander vermengen.
3. Zu Puffern formen und in einer Pfanne langsam goldgelb ausbacken.

WÄHRENDDESSEN:

4. Zwiebelwürfel, Oliven, Tomatenwürfel und Crème fraîche mit dem Fischfond in einer Pfanne verrühren und abschmecken.
5. Lachsstücke in die Soße geben.
6. Pfanne mit einem Deckel verschließen und wenige Minuten dünsten.

Energie: ca. 662 kcal pro Portion

Zander mit Topinamburkruste und Tomatensauerkraut

FÜR 4 PORTIONEN:

4 Zanderfilets ohne Haut (je 150 g)
3 Schalotten
30 g Butter
40 g Tomatenmark
200 g Sauerkraut
(250 ml Gemüsebrühe, siehe Punkt 2)
2 Nelken
1 Lorbeerblatt
1 Wacholderbeere
3 Topinamburknollen
1 Kartoffel
1 Ei
1/2 TL Kartoffelstärke
Salz, Pfeffer

VORBEREITUNG:

1. Schalotten schälen und in Würfel schneiden.
2. Topinamburknollen schälen und reiben.
3. Rohe Kartoffel schälen und reiben.

ZUBEREITUNG:

1. Schalotten mit der Butter im Topf andünsten.
2. Tomatenmark, Sauerkraut, Nelken, Lorbeerblatt und Wacholderbeere dazugeben und bei geschlossenem Topf etwa 15 Minuten garen lassen.
   Achtung: Dies gilt nur, wenn fertig gegartes Sauerkraut aus dem Glas oder aus der Dose verwendet wird. Ansonsten muss das Sauerkraut in 250 ml Gemüsebrühe ca. 30 bis 40 Minuten dünsten. Der Nährwert des Rezeptes erhöht sich dann geringfügig, um ca. 3 kcal pro Person.
3. Topinambur und Kartoffel mit Ei und Kartoffelstärke vermengen.
4. Mit Salz und Pfeffer abschmecken.
5. Den Fisch mit Salz und Pfeffer würzen und die Teigmasse dünn darauf verteilen.
6. Öl in einer Pfanne heiß werden lassen.
7. Den Fisch darin mit der Teigseite nach unten goldgelb braten, am Schluss einmal wenden.

Energie: ca. 281 kcal pro Portion

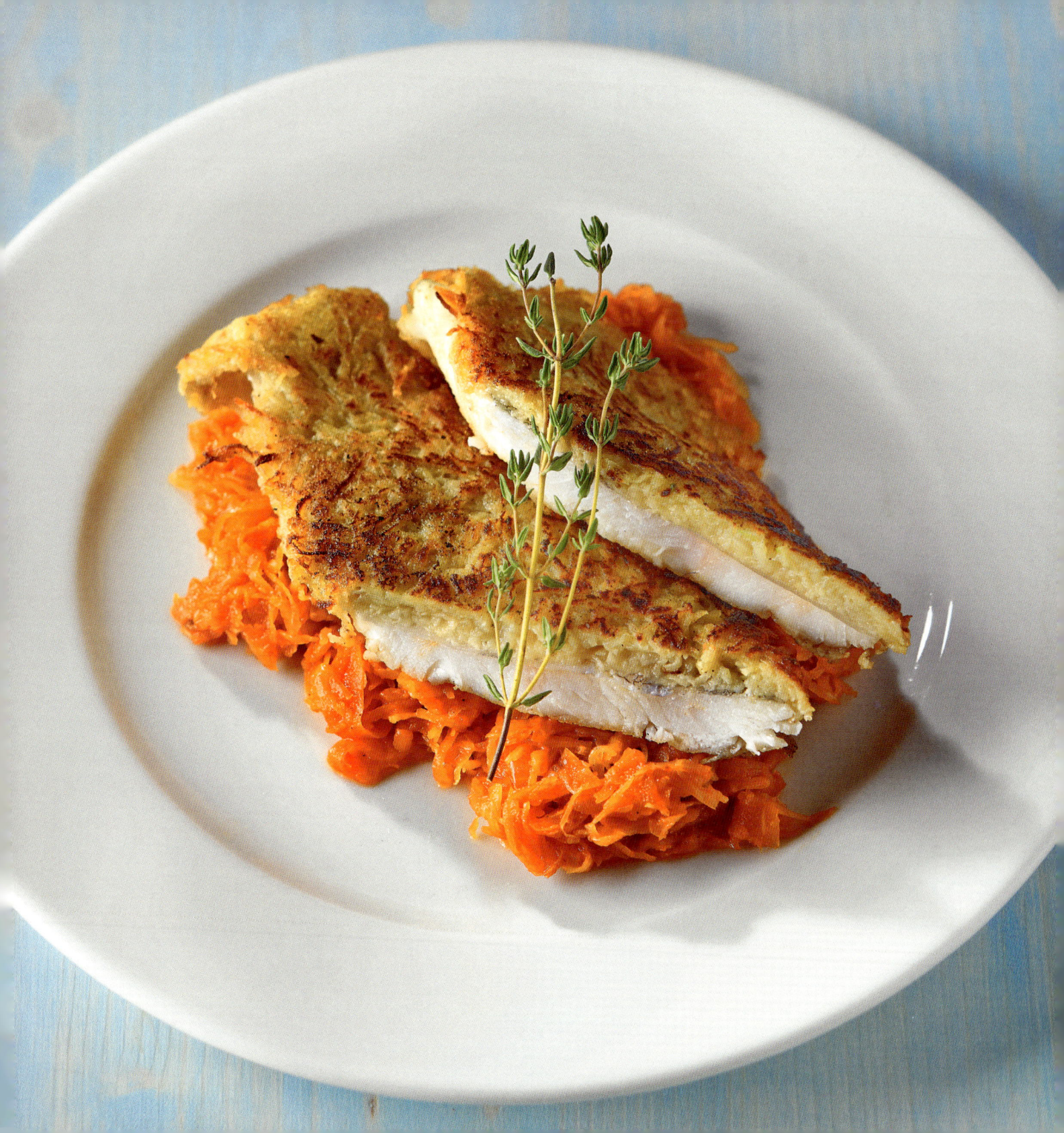

Nachmittagssnack

Die harte Zeit des Zuckersüchtigen ist der Nachmittag. Hier werden Diäten abgebrochen bzw. unterbrochen, hier beginnen die Essstörungen. Die meisten bulimischen Frauen sind nur nachmittags und abends bulimisch. Aber auch wer nicht unter Bulimie leidet, kennt das Tief in der langen Zeit zwischen Mittagessen und Abendessen. Nachmittags um 16 Uhr beginnen die Heißhungerattacken und hier vertrösten sich vor allem die Frauen auf den nächsten Tag, was ihren guten Vorsatz anlangt. Am Nachmittag trifft man sich zu Kuchen und Keksen. Viele zuckersüchtige Menschen haben mir berichtet, dass sie abends nach Hause kommen, erschöpft von einem langen Arbeitstag, und sich wie in Trance plötzlich vor dem Kühlschrank wiederfinden, ohne das eigene Verhalten noch wirklich steuern zu können. Was dann kommt ist dieses Gefühl, unendlich viel essen zu können, ohne jemals satt zu werden. Eine gnadenlose Gier, gegenüber der der Wille vollkommen machtlos ist.

Dieses Nachmittagstief ist nicht nur ein psychologisches, sondern vor allem auch ein physiologisches Problem. Es nützt auch nichts, sich beim Mittagessen satt zu essen, denn die Gier wird durch die Energiekrise des Gehirns gesteuert.

Deshalb bieten wir hier einige Snacks für den langen harten Nachmittag an. Es sind Schokoladensnacks. Wichtig ist es, rohe Kakaobohnen oder rohes Kakaopulver zu verwenden, d.h. der Kakao wurde niemals über 42 °C erhitzt. Die Kakaobohne kann alle ihre segensreichen Eigenschaften nur ohne diese Erhitzung entfalten, für praktisch alle industriell gefertigten Schokoladensorten gilt das jedoch nicht.

Aus der Kombination von rohem Kakaopulver, Bienenpollen, getrockneten Beeren und fettarmem Joghurt lassen sich Zwischenmahlzeiten zubereiten, die garantiert verhindern, dass Sie den ganzen Nachmittag verzweifelt in die Gummibärchenschale greifen oder abends unter Heißhungerattacken leiden. Probieren Sie es aus. Ihre Energie wird ansteigen, der Nachmittag kommt Ihnen nicht mehr so lang vor. Wenn Sie Kalorien reduzieren möchten, dann essen Sie weniger zu Mittag, aber auf jeden Fall den Nachmittagssnack. Verdeutlichen Sie sich, dass, wenn Sie wirklich unter Zuckersucht leiden, es dann nicht „ohne" geht. Es geht vielleicht ohne Abendessen, aber nicht ohne Nachmittagssnack.

Bereiten Sie den Nachmittagssnack rechtzeitig vor, um ihn in der heißen Zeit schnell zur Hand zu haben.

Raw-Chocolate-Goji-Snack

FÜR CA. 20-30 SNACKS:

Ca. 20-30 kleine Backförmchen aus Papier (ca. 5 cm)
100-150 g Kokosfett
100 g Goji-Beeren
(und zusätzlich noch andere getrocknete Beeren nach Wunsch)
2 gehäufte EL rohes Kakaopulver
50 g Kokosraspel
3 EL rohe Cashewkerne
(im Mörser zerstückelt)
1 EL Bienenpollen
2-5 Tropfen Stevia

VORBEREITUNG:

1. Kokosfett im Wasserbad erhitzen.

ZUBEREITUNG:

1. Alle Zutaten in einer Glasschüssel vermengen und eine gleichmäßige Masse herstellen.
2. Backförmchen mit einem Löffel dieser Masse füllen.
3. Förmchen für mindestens 1 Stunde ins Gefrierfach stellen. Das Kokosöl wird wieder hart und dient als natürliches Bindemittel. Circa 10 Minuten vor dem Essen herausnehmen.

Weitere Zutaten: Apfel, Haselnüsse, Rosinen etc. Probieren Sie verschiedene Trockenfrüchte und Nüsse aus. Die Snacks schmecken wie Eiskonfekt und geben einen sofortigen Energieschub. Auch der Anteil an Kakaopulver und Kokosraspeln kann variiert werden; je mehr Pulver, desto schokoladiger wird es.

Energie: bei 30 Stück ca. 85 kcal pro Stück

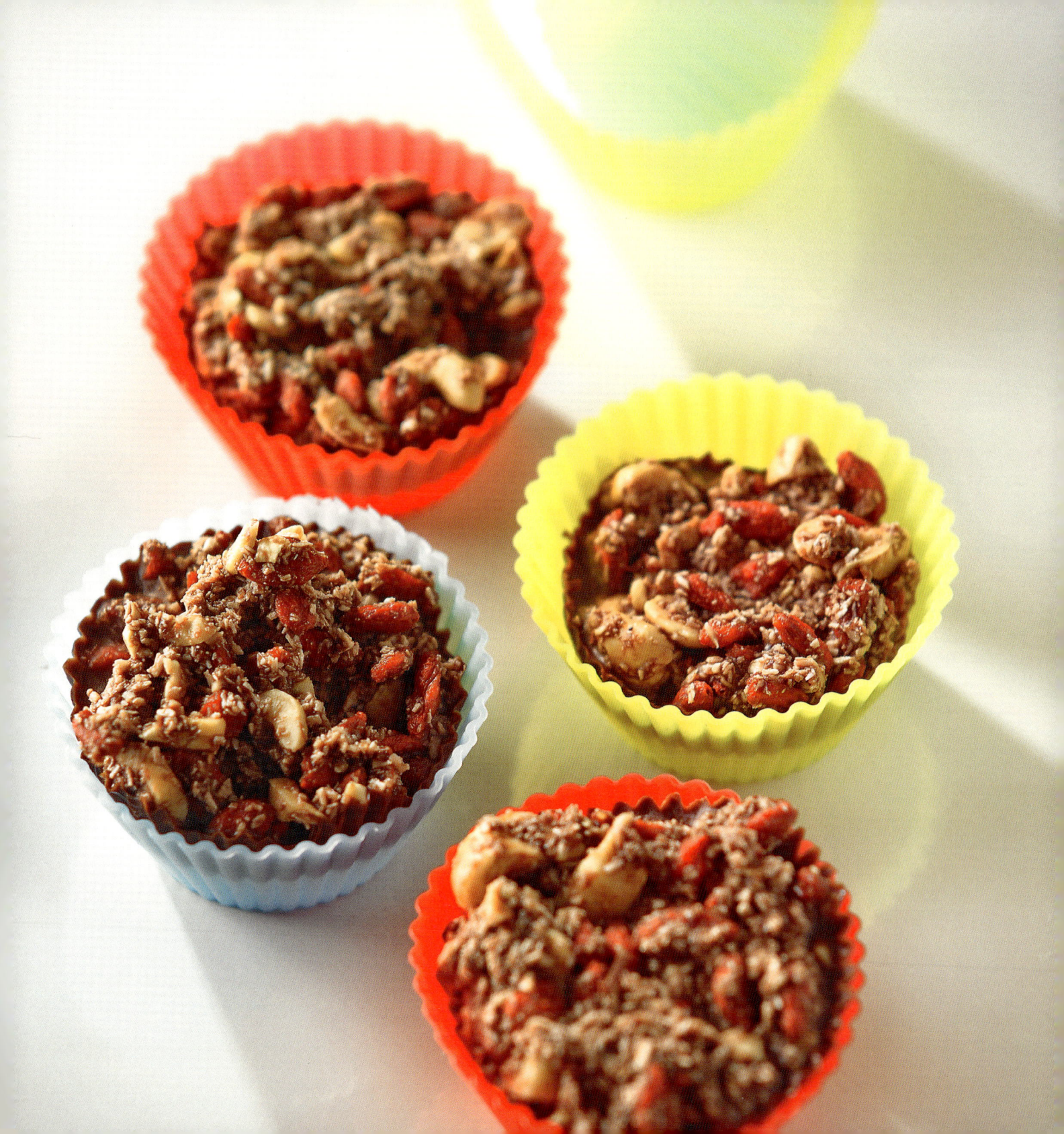

Schoko-Joghurt

FÜR 1 PORTION:

150 g Naturjoghurt
1-2 EL rohes Kakaopulver,
je nach Geschmack
1 EL Bienenpollen
Goji-Beeren nach Geschmack
Evtl. etwas Stevia

ZUBEREITUNG:

Alles in einer Schüssel miteinander vermengen. Gibt Energie für den ganzen Nachmittag!

Energie: 150-200 kcal, je nach Menge der Goji-Beeren und des Kakaopulvers

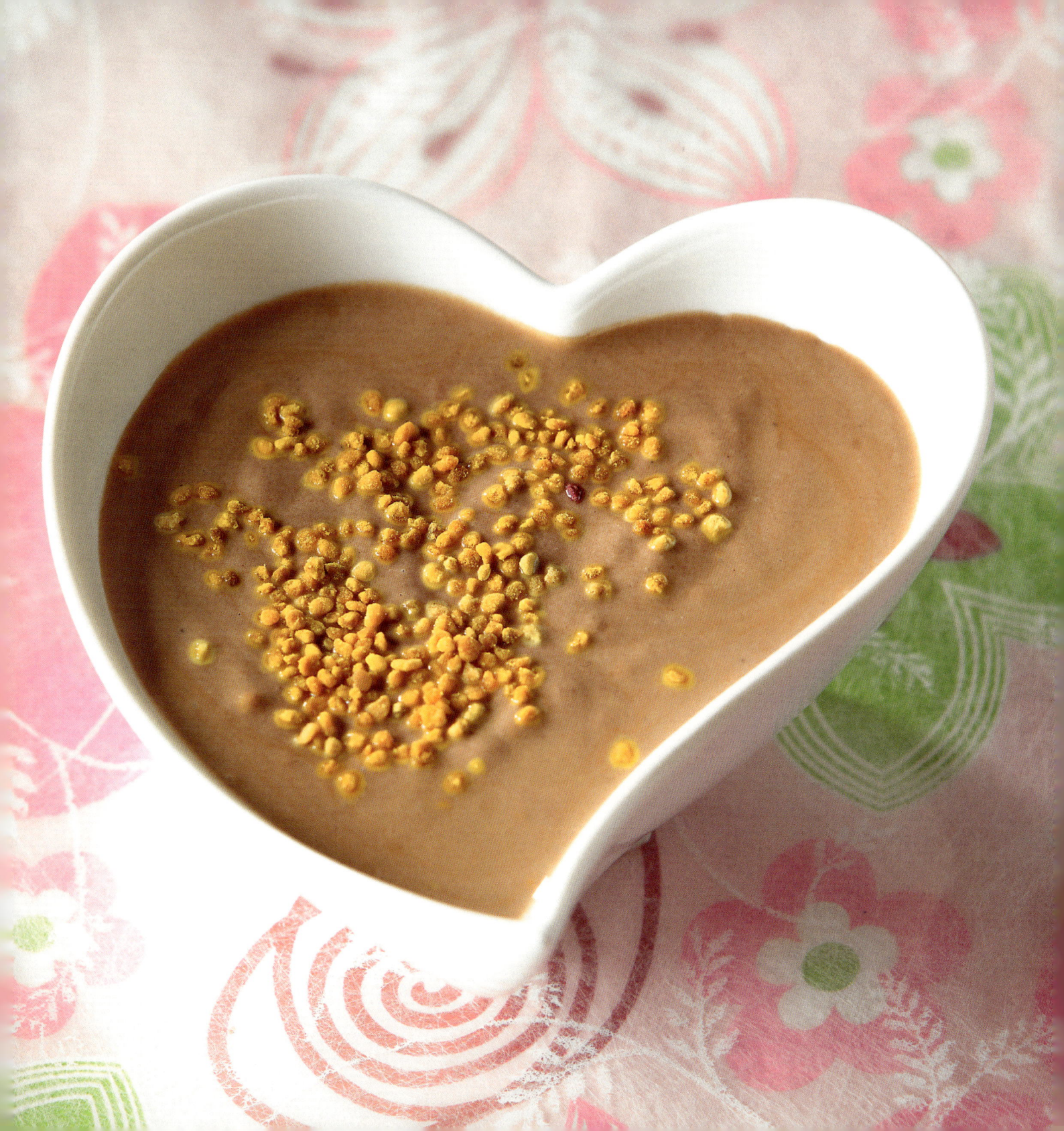

Abendessen

Das Abendessen sollte leicht sein und alle Nährstoffe enthalten. Hier haben wir einige Suppen und Fischgerichte zusammengestellt; ihr hoher Eiweißanteil sättigt. Selbstverständlich können auch die Vorschläge für das Mittagessen abends gekocht werden.

Wenn die Gier auf Zucker unerträglich wird: Nehmen Sie ein oder zwei der Goji-Snacks aus dem Rezeptteil für den Nachmittag. Ansonsten: Musik hören, spazieren gehen, bewusst entspannen. Wenn das nicht möglich ist, weil vielleicht die Kinder ins Bett müssen und noch der Haushalt wartet, nehmen Sie sich wenigstens 10 oder 20 Minuten Zeit für sich selbst. Das genügt.

Abend-Smoothies: „Green Smoothies" kann man mit Paprika, Tomaten, Zwiebeln oder Avocado machen – der Kreativität sind keine Grenzen gesetzt. „Green Smoothies" vor dem Abendessen oder zum Abendessen sind eine äußerst gesunde Ergänzung.

Wild-Green-Smoothie

FÜR CA. 750 ML:

1 Handvoll frische Brennnesseln
1 Handvoll Grünkohlblätter
1 dicke Scheibe frische Ananas
2 Glas Wasser (nach Geschmack)

ZUBEREITUNG:

Zutaten in den Mixer geben und sehr gut mixen.

Petersilien-Smoothie

FÜR CA. 750 ML:

1 großes Bund frische Petersilie
1 Stück Sellerie
1 Apfel
1 ganze Grapefruit, geschält
1 Handvoll frischer Blattspinat
1/2 Gurke
1 Stückchen Ingwer
2 Glas Wasser (nach Geschmack)

ZUBEREITUNG:

Zutaten in den Mixer geben und sehr gut mixen.

Rohe Koriandersuppe

FÜR CA. 750 ML:

1 Zucchini
1 Handvoll frische Korianderblätter
1 rote Paprika
1 Apfel
1 Zwiebel
1 reife Avocado, geschält und entkernt
Saft von 1 Zitrone
Himalayasalz
2 Glas Wasser (nach Geschmack)

ZUBEREITUNG:

Zutaten in den Mixer geben und sehr gut mixen.

Energie: je nach verwendeter Obstsorte unterschiedlich, aber selten über 150 kcal pro Portion

Bärlauchsuppe

FÜR 4 PORTIONEN:

500 g Bärlauch (bzw. Spinat)
4 Kartoffeln
1 EL Olivenöl
1 l Gemüsebrühe
Salz, Pfeffer
Muskat

VORBEREITUNG:

1. Rohe Kartoffeln schälen und in dünne Scheiben schneiden.
2. Bärlauch waschen, putzen und in Streifen schneiden.
3. Gemüsebrühe zubereiten.

ZUBEREITUNG:

1. Das Öl in einem Topf heiß werden lassen.
2. Kartoffeln und Bärlauch darin andünsten.
3. Gemüsebrühe angießen.
4. Alles etwa 20 Minuten köcheln lassen.
5. Suppe mit einem Stabmixer pürieren.
6. Mit Salz, Pfeffer und Muskat abschmecken.

Statt Bärlauch oder Spinat kann auch Brennnessel oder Brunnenkresse verwendet werden.

Energie: ca. 94 kcal pro Portion

Erbsensuppe mit Shiitake

FÜR 4 PORTIONEN:

250 g grüne Erbsen
(500 g Erbsenschoten oder
250 g tiefgekühlte Erbsen)
1 Tasse Wasser
1 l Gemüsebrühe
200 g Shiitake (bzw. Champignons)
2 EL Olivenöl
1 EL Dinkelmehl
1 EL gemahlene Mandeln
1 EL Currypulver
250 ml Milch
Salz, Pfeffer

VORBEREITUNG:

1. Gemüsebrühe zubereiten.
2. Pilze in feine Streifen schneiden.
3. Frische Erbsen aus der Schote lösen.
   (Oder tiefgekühlte Erbsen verwenden.)

ZUBEREITUNG:

1. Erbsen mit Wasser zum Kochen bringen und 5 Minuten kochen lassen.
2. Gemüsebrühe dazugießen und weitere 15 Minuten kochen lassen.
3. Die Suppe durch ein Sieb streichen oder im Mixer pürieren.
4. Das Öl in einem Topf erhitzen.
5. Pilzstreifen darin von allen Seiten anbraten.
6. Mehl, Mandeln und Currypulver hinzugeben und anrösten.
7. Die Suppe hinzufügen. Zum Kochen bringen.
8. Mit Salz würzen und fünf Minuten kochen lassen.
9. Milch einrühren.
10. Mit Salz und Pfeffer abschmecken.

Energie: ca. 204 kcal pro Portion

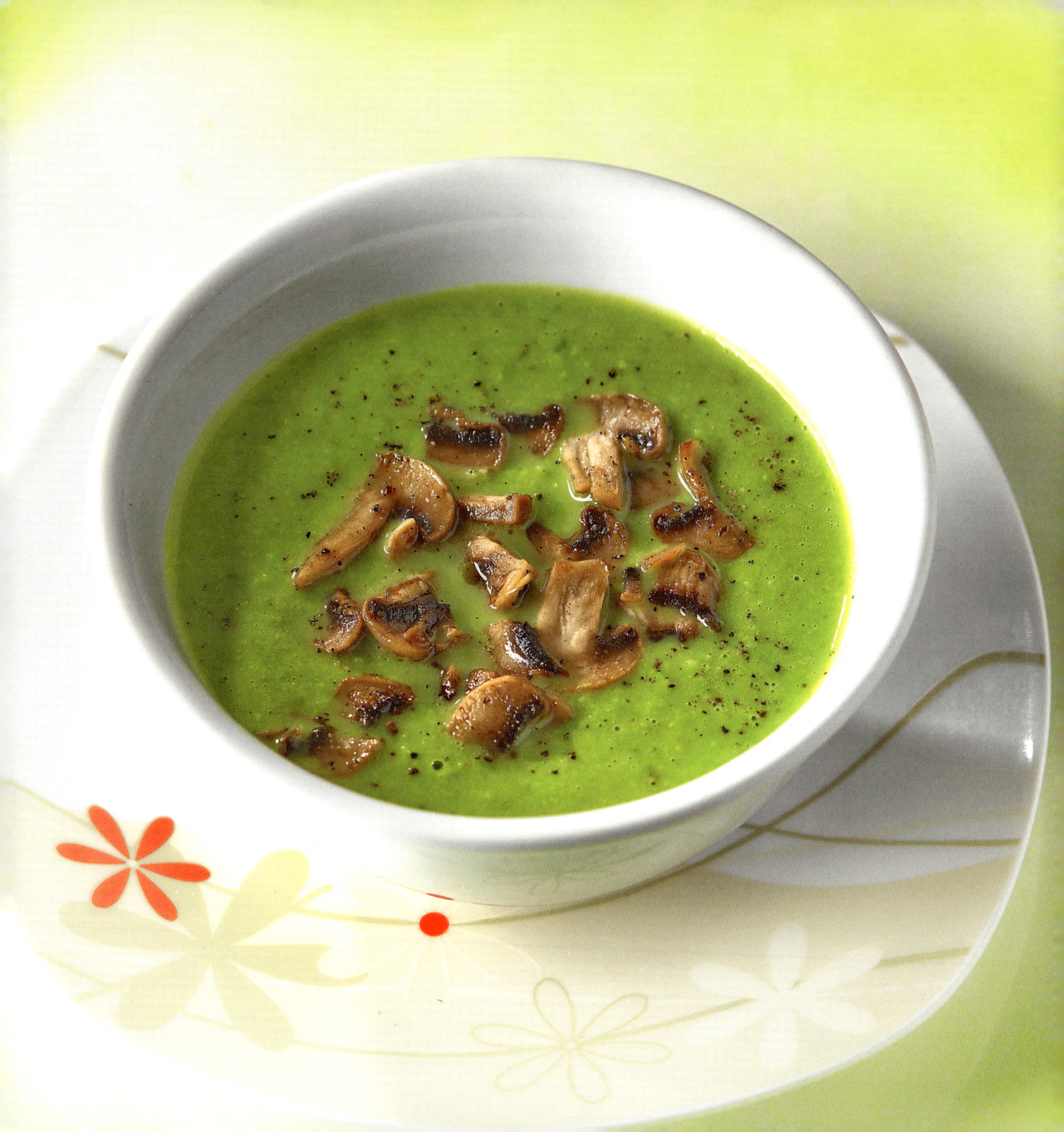

Garnelensuppe

FÜR 4 PORTIONEN:

1,2 l Hühnerbrühe
1 TL Tamarindenpaste
(aus dem Asialaden)
1 getrocknete rote Chilischote
2 Stück Zitronengras
 (aus dem Asialaden)
4 Scheiben frische Limone
(unbehandelt oder bio)
150 g Brokkoli
100 g Chinakohl
6 Frühlingszwiebeln
2 TL Sojasoße
8 frische große Garnelen
Frischer Koriander
(nach Geschmack)

VORBEREITUNG:

1. Hühnerbrühe zubereiten.
2. Limonen waschen und in Scheiben schneiden.
3. Chinakohl putzen und in dünne Streifen schneiden.
4. Garnelen in kochendem Wasser 4 bis 5 Minuten kochen, herausnehmen, abkühlen lassen und schälen. Unter fließendem Wasser abspülen.
5. Brokkoli putzen und in kleine Röschen zerteilen.
6. Frühlingszwiebeln putzen und in mundgerechte Stücke schneiden.
7. Chilischote hacken.

ZUBEREITUNG:

1. In einem Topf Wasser zum Kochen bringen und den Brokkoli gemeinsam mit dem Chinakohl bissfest garen, etwa 10 bis 12 Minuten. Die letzten 5 Minuten die Frühlingszwiebeln dazugeben.
2. Wasser abgießen und das Gemüse beiseitestellen.
3. Hühnerbrühe mit Tamarindenpaste, Chili, Zitronengras und Limonenscheiben zum Kochen bringen. Etwa 15 Minuten kochen.
4. Das gekochte Gemüse und die Garnelen in die Hühnersuppe geben. Mit Sojasoße abschmecken.
5. Eventuell frischen Koriander zur Suppe geben.

Energie: ca. 150 kcal pro Portion

Scampi auf Rucola mit Walnussöl

FÜR 4 PORTIONEN:

20 frische Scampi
2 Frühlingszwiebeln
200 g Rucola
2 Knoblauchzehen
4 EL Olivenöl
1/2 Zitrone
4 EL Balsamicoessig
2 EL Walnussöl
Majoran
Frische Kresse
Salz, Pfeffer

VORBEREITUNG:

1. Scampi schälen, Darm entfernen und mit Salz und Pfeffer würzen.
2. Frühlingszwiebeln putzen und in feine Ringe schneiden und mit den Kräutern, Salz und Pfeffer abschmecken.
3. Rucola waschen.
4. Knoblauch schälen und fein schneiden.
5. Die halbe Zitrone auspressen.

ZUBEREITUNG:

1. Scampi in einer Pfanne mit Öl und Knoblauch anbraten, mit Salz, Zitronensaft und Pfeffer würzen.
2. Rucola mit Frühlingszwiebeln, Essig und Öl vermengen und mit den Kräutern, Salz und Pfeffer abschmecken.
3. Zum Schluss die Scampi darauf verteilen.

Dieser Salat ist eine ideale Ergänzung zu Käseplatten, schmeckt aber auch allein zum Abendessen. Wenn man bereits geschälte Scampi kauft, dauert die Zubereitung nur wenige Minuten! Dazu passt ein kräftiges Roggenbrot.

Energie: ca. 403 kcal pro Portion

Fischsuppe mit Aprikosen

FÜR 4 PORTIONEN:

2 Zwiebeln
2 Möhren
2 Kartoffeln
4 Aprikosen
(frisch oder getrocknet)
2 Stangen Staudensellerie
2 EL Olivenöl
700 ml Fischfond
500 g geschälte Tomaten
(aus der Dose)
1 TL Tabasco
1 Lorbeerblatt
Je 1 TL schwarze Pfefferkörner
und Thymian
2 Gewürznelken
500 g helles Fischfilet
(Seelachs oder Schellfisch)
2 EL gehackte Petersilie
Salz, Pfeffer

VORBEREITUNG:

1. Zwiebeln schälen und grob hacken.
2. Petersilie hacken. (Oder tiefgekühlte Petersilie verwenden.)
3. Möhren schälen, in etwa 1 cm große Würfel schneiden.
4. Rohe Kartoffeln schälen und ebenfalls in etwa 1 cm große Würfel schneiden.
5. Aprikosen entkernen und in 1 cm große Würfel schneiden.
6. Staudensellerie putzen, waschen und in 1,5 cm dicke Scheiben schneiden.
7. Fischfilet waschen, mit Küchenpapier trocken tupfen und in etwa 1 cm große Würfel schneiden.

ZUBEREITUNG:

1. Öl in einem großen Topf erhitzen.
2. Zwiebel-, Aprikosen- und Gemüsewürfel leicht darin andünsten, nicht bräunen.
3. Fischfond, Tomaten, Tabasco und Gewürze hinzugeben.
4. So viel Wasser hinzufügen, dass die Zutaten gut bedeckt sind.
5. Aufkochen lassen und dann zugedeckt bei schwacher Hitze 25 bis 35 Minuten garen.
6. Fisch und Petersilie in die Suppe rühren und noch 5 Minuten ziehen lassen.
7. Mit Salz und Pfeffer abschmecken.

Energie: ca. 309 kcal pro Portion

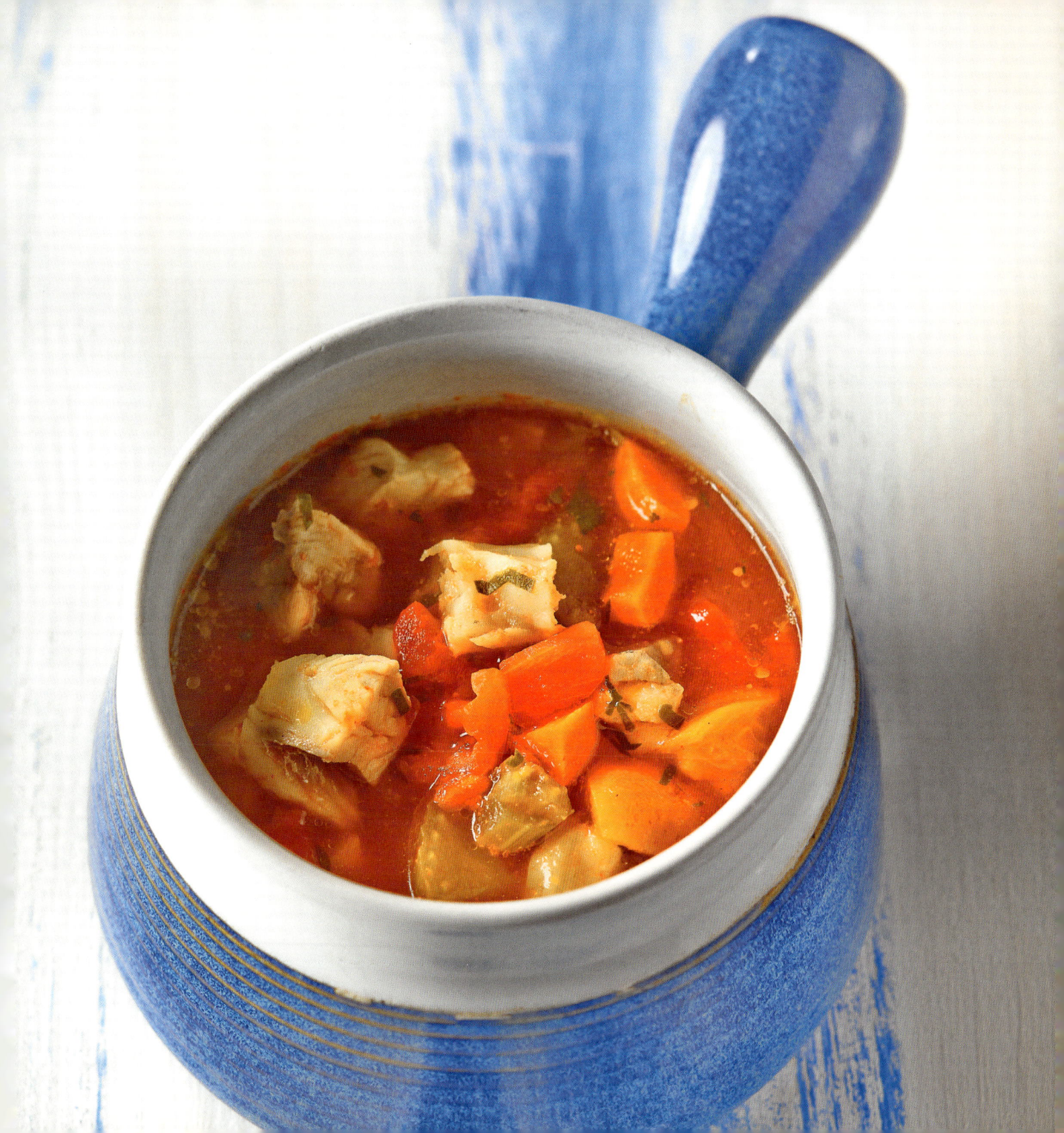

Spinat mit Champignons

FÜR 4 PORTIONEN:

500 g Blattspinat
(auch tiefgekühlt)
150 ml Schlagsahne
200 g frische Champignons
1/2 Zitrone
10 g Hartkäse
1 Knoblauchzehe
1 EL Olivenöl
10 g Butter

VORBEREITUNG:

1. Spinat waschen, putzen und in feine Streifen schneiden.
2. Champignons waschen, putzen und in feine Scheiben schneiden.
3. Knoblauch klein hacken.
4. Auflaufform mit etwas Olivenöl einfetten.
5. Käse reiben.
6. Die halbe Zitrone auspressen.
7. Backofen auf 180 °C vorheizen.

ZUBEREITUNG:

1. Öl in einer großen Pfanne heiß werden lassen.
2. Spinat 2 Minuten dünsten, mit Salz und Knoblauch würzen, abtropfen lassen.
3. Butter in einem Topf zerlassen.
4. Pilze in der Butter anbraten, Salz und Zitronensaft dazugeben, einkochen lassen.
5. Pilze mit Schlagsahne ablöschen. Noch etwas reduzieren.
6. Spinat zu den Pilzen geben, vorsichtig durchmischen.
7. Gemüse in die Auflaufform füllen, mit dem Käse bestreuen.
8. Im Ofen überbacken, bis die Oberfläche hellbraun ist.

Energie: ca. 175 kcal pro Portion

Wintergemüse

FÜR 4 PORTIONEN:

1 Wirsing
2 EL Olivenöl
150 g saure Sahne
1/2 Zitrone
50 ml Gemüsebrühe

VORBEREITUNG:

1. Wirsing waschen, Strunk und äußere Blätter entfernen.
2. Wirsing in 8 Teile schneiden.
3. Die halbe Zitrone auspressen.
4. Gemüsebrühe zubereiten.

ZUBEREITUNG:

1. Olivenöl in einer großen Pfanne heiß werden lassen.
2. Wirsing unter Wenden vorsichtig anbraten.
3. Zitronensaft darübergeben.
4. Brühe hinzufügen (1 bis 2 EL) und 10 Minuten dämpfen.

Rosenkohl ist genauso zuzubereiten.

Energie: ca. 93 kcal pro Portion

Putenbruststreifen auf Gemüse

FÜR 4 PORTIONEN:

400 g Putenbrust
3 EL Sojasoße
1 EL Speisestärke
1 roter und 1 grüner Paprika
100 g Austernpilze
50 g Chinakohlblätter
40 ml Sesamöl
50 g Schalotten
1 Stück frischer Ingwer, daumengroß
2 Knoblauchzehen
50 g Mungsprossen („Sojasprossen")
20 ml Sojasoße
Salz, Currypulver, Pfeffer
2 EL frischer Koriander

VORBEREITUNG:

1. Paprika putzen und in Streifen schneiden.
2. Schalotten putzen und in kleine Stücke schneiden.
3. Chinakohl und Austernpilze putzen und in Streifen schneiden.
4. Knoblauch und Ingwer schälen und hacken.
5. Putenbrust in Streifen schneiden und 20 Minuten in der Sojasoße marinieren.
6. Anschließend die Putenbrust herausnehmen und die Speisestärke mit der Sojasoße vermischen.

ZUBEREITUNG:

1. Etwas Sesamöl in einer Pfanne erhitzen.
2. Fleisch darin anbraten und wieder herausnehmen.
3. Restliches Sesamöl in die Pfanne geben.
4. Schalotten, Ingwer, Knoblauch, Austernpilze und Paprika braten.
5. Chinakohl und Sojasprossen dazugeben und mit Salz und Pfeffer würzen.
6. Fleisch und Sojasoße wieder dazugeben, mit dem Gemüse mischen und zum Schluss Curry und Koriander daruntermischen.

Energie: ca. 289 kcal pro Portion

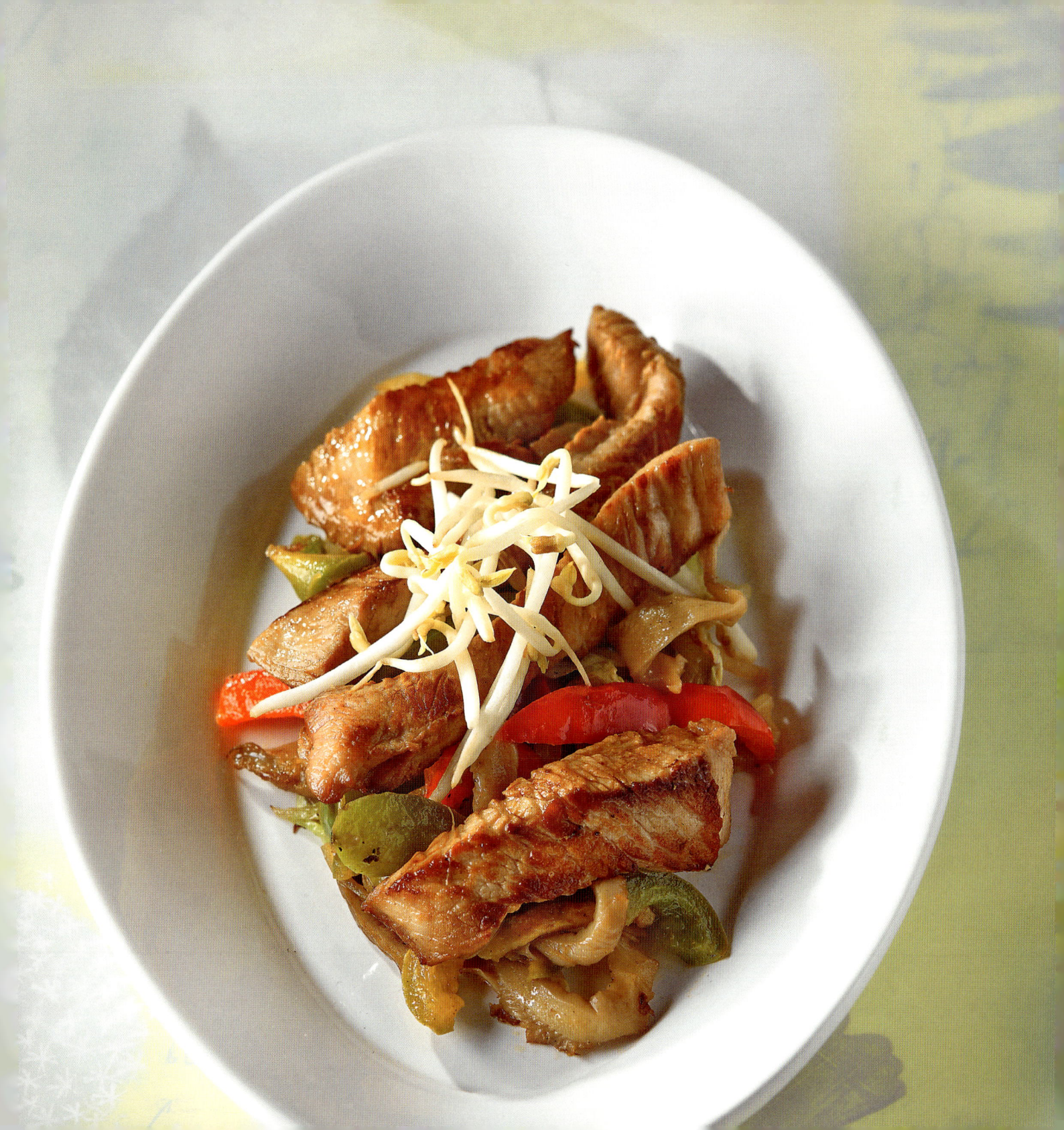

Gemüse mit Knoblauch

FÜR 4 PORTIONEN:

Ca. 800 g Gemüse
2 EL Olivenöl
2 Knoblauchzehen
1/2 Chilischote
Salz
1 Stängel Basilikum oder Petersilie

VORBEREITUNG:

1. Gemüse putzen und mit Salz bestreuen.
2. Knoblauch schälen und klein hacken.
3. Basilikum bzw. Petersilie putzen und klein hacken.
4. Chilischote putzen und klein hacken.

ZUBEREITUNG:

1. Öl in einer großen, flachen Pfanne heiß werden lassen.
2. Gemüse anbraten.
3. Salz, Chili und 1 bis 2 EL Wasser (eventuell etwas mehr) hinzugeben. Deckel auflegen und auf niedrigster Stufe 10 Minuten dünsten.
4. Basilikum bzw. Petersilie und Knoblauch dazugeben und kurz durchziehen lassen.

Energie: Nährwert pro Portion abhängig vom verwendeten Gemüse

Chinakohl mit Garnelen

FÜR 4 PORTIONEN:

30 g Cashewkerne
500 g Chinakohl
200 ml Gemüsebrühe
200 g Naturreis
1/2 Bund Frühlingszwiebeln
1 EL Öl
1 roter Paprika
Salz, Pfeffer
Currypulver
2 EL Sojasoße
200 g Garnelen (geschält)

VORBEREITUNG:

1. Salzwasser aufkochen und Reis darin 20 Minuten garen (laut Packungsangabe).
2. Paprika putzen, waschen und in feine Ringe schneiden.
3. Chinakohl putzen, waschen und in grobe Streifen schneiden.
4. Frühlingszwiebeln putzen, waschen und in lange Stücke schneiden.
5. Cashewkerne in einer großen Pfanne mit etwas Öl goldbraun rösten. Herausnehmen.
6. Gemüsebrühe zubereiten.

ZUBEREITUNG:

1. Öl in einer großen Pfanne erhitzen.
2. Frühlingszwiebeln und Chinakohlstreifen in der Pfanne anbraten.
3. Paprikastücke hinzugeben und kurz mit anbraten.
4. Gemüse mit der Brühe ablöschen und aufkochen lassen.
5. Sojasoße und noch etwas Gemüsebrühe beimengen.
6. Alles bei mittlerer Hitze 5 Minuten köcheln lassen.
7. Mit Salz, Pfeffer und Currypulver abschmecken.
8. Garnelen und Cashewkerne zum Gemüse geben und etwa 1 Minute erhitzen.
9. Mit dem Reis servieren.

Energie: ca. 336 kcal pro Portion

Abendessen · Süchtig nach Süßem?

Garnelen mit Glasnudeln

FÜR 4 PORTIONEN:

200 g Glasnudeln
3 Frühlingszwiebeln
2 Knoblauchzehen
2 EL Sojaöl (bzw. Kokosfett)
250 g Garnelen (geschält)
2 EL Sojasoße
Salz, Pfeffer

VORBEREITUNG:

1. Glasnudeln 10 Minuten in Wasser einweichen.
2. Frühlingszwiebeln in etwa 2 cm lange Stücke schneiden.
3. Knoblauch schälen und pressen oder ganz fein hacken.
4. Glasnudeln in frischem Wasser aufkochen. (Nach Packungsanweisung garen).

ZUBEREITUNG:

1. Öl im Wok erhitzen.
2. Frühlingszwiebeln und Knoblauch im Wok glasig braten.
3. Garnelen dazugeben.
4. Glasnudeln hinzufügen.
5. Alles mit Sojasoße, Salz und Pfeffer abschmecken.

Energie: ca. 301 kcal pro Portion

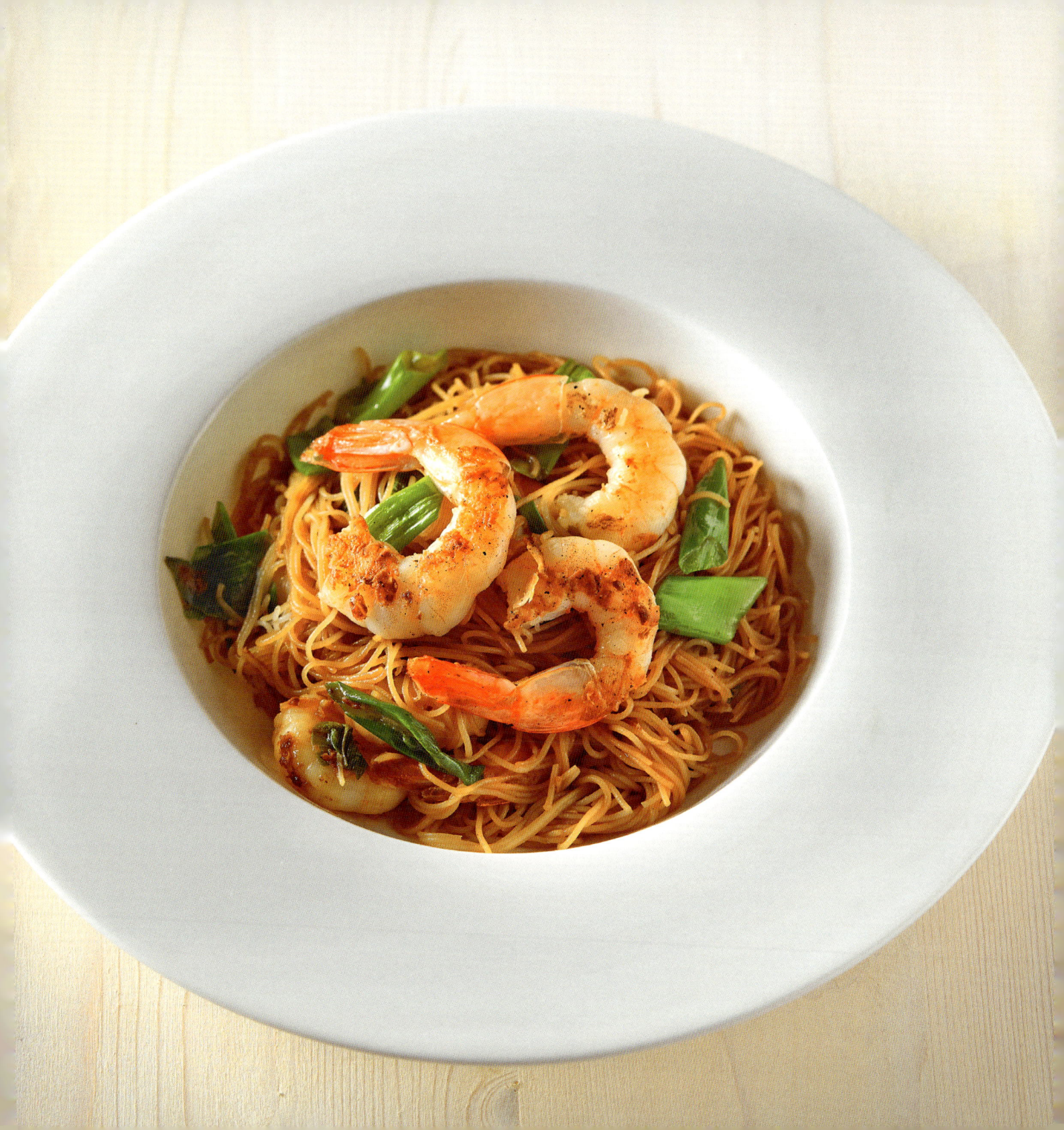

Gemüsepfanne mit Huhn und Garnelen

FÜR 4 PORTIONEN:

20 Garnelen, gekocht, gesäubert und geschält
8 Hühnerunterkeulen
1 rote Paprika
2 Tomaten
200 g grüne Bohnen
Etwas Bohnenkraut
1 rote Zwiebel
2 Knoblauchzehen
1 Frühlingszwiebel
1 Fenchelknolle
2 EL Tomatenmark (Flasche oder Dose)
500 ml Gemüsebrühe
4 EL Olivenöl
1 Zitrone (unbehandelt oder bio)
4 EL Rapsöl
Salz, Pfeffer
Dill zum Garnieren

Energie: ca. 301 kcal pro Portion

VORBEREITUNG:

1. Bohnen waschen und putzen.
2. Knoblauch schälen und in dünne Streifen schneiden.
3. Tomaten entkernen und in grobe Würfel schneiden.
4. Paprika entkernen und in grobe Streifen schneiden.
5. Fenchel putzen und in grobe Streifen schneiden.
6. Zwiebel schälen und in Ecken schneiden.
7. Zitrone gründlich waschen, halbieren, in Scheiben schneiden.
8. Frühlingszwiebeln säubern, grob schneiden.
9. Gemüsebrühe zubereiten.
10. Backofen auf 175 °C vorheizen.

ZUBEREITUNG:

1. Bohnen in Wasser mit etwas Bohnenkraut blanchieren, abtropfen lassen. (Blanchieren: Gemüse wird ganz kurz in sprudelnd kochendes Salzwasser gegeben. Anschließend kalt abschrecken.)
2. Nach dem Blanchieren das Bohnenkraut entfernen.
3. In einer Pfanne 2 EL Rapsöl erhitzen.
4. Hühnerkeulen beidseitig goldbraun anbraten.
5. Mit Salz und Pfeffer würzen.
6. Wenn die Hühnerkeulen fast fertig angebraten sind, Garnelen sehr kurz (1 bis 2 Minuten) mit anbraten.
7. Beiseitestellen.
8. Öl in einer weiteren Pfanne erhitzen.
9. Knoblauch und Zwiebel glasig anbraten.
10. Paprika, Frühlingszwiebel, Fenchel, Bohnen und Tomatenwürfel hinzufüge
11. Mit Salz und Pfeffer würzen.
12. Tomatenmark dazugeben und mit Gemüsebrühe ablöschen, kurz durchschwenken.
13. Hühnerkeulen und Garnelen auf das Gemüse legen und die Pfanne in den Backofen stellen.
14. Etwa 15 bis 18 Minuten im Backofen garen.

Hühnerbrust auf Fenchelgemüse

FÜR 4 PORTIONEN:

4 Hühnerbrustfilets mit Haut
(je ca. 150 g)
2 Knoblauchzehen
1-2 Schalotten
175 ml Geflügelbrühe
50 ml Sojasoße
125 ml Tomatensaft
3 EL Honig
1 rote Chilischote
1 Thymianzweig
(bzw. 1 TL getrockneter Thymian)
60 ml Olivenöl
Salz, Pfeffer
Chilipulver
3 EL Olivenöl
150 g Champignons
400 g Fenchel

Energie: ca. 479 kcal pro Portion

VORBEREITUNG:

1. Champignons putzen und vierteln.
2. Fenchel putzen und in Streifen schneiden.
3. Geflügelbrühe zubereiten.
4. Knoblauch schälen und klein hacken.
5. Schalotten putzen und würfeln. Man benötigt 1 EL gewürfelte Schalotten.
6. Chilischote putzen, entkernen und würfeln.
7. Hühnerbrust mit Salz, Pfeffer und Chilipulver würzen.
8. Auflaufform fetten.
9. Backofen auf 180 °C vorheizen.

ZUBEREITUNG:

1. Öl in einer Pfanne heiß werden lassen.
2. Hühnerbrust in der Pfanne von beiden Seiten anbraten und aus der Pfanne nehmen.
3. In derselben Pfanne Knoblauch und Schalotten anbraten.
4. Mit 125 ml Geflügelbrühe ablöschen, etwas einkochen lassen.
5. Sojasoße, Tomatensaft, Honig, Chili und Thymian dazugeben.
6. Das Ganze zu einer Soße einkochen lassen.
7. Hühnerbrust in die Auflaufform legen, Soße darübergießen und für 15 Minuten in den vorgeheizten Backofen stellen.
8. Etwas Öl in einer weiteren Pfanne heiß werden lassen.
9. Champignons und Fenchelstreifen darin leicht braun anbraten und mit Salz und Pfeffer würzen.
10. Etwa 50 ml Geflügelbrühe dazugeben und so lange köcheln, bis der Fenchel gar ist.
11. Hühnerbrust aus dem Ofen nehmen und portionsweise auf dem Fenchelgemüse anrichten.

Der Honig dient hier nur als Gewürz, in dieser geringen Menge kann man ihn ruhig ab und zu verwenden.

Gebratene Maispoularde auf frischem Traubenkraut

FÜR 4 PORTIONEN:

4 Hühnerbrüste von einer Maispoularde (je ca. 160 g)
4 Stängel Majoran (oder 2 TL getrockneter Majoran)
1 Weißkohl (ca. 600 g)
40 kernlose Weintrauben
1/2 mittelgroßer Apfel
3 EL Olivenöl
Salz, Pfeffer
Balsamicoessig

VORBEREITUNG:

1. Aus dem Weißkohlkopf den Strunk entfernen.
2. Weißkohl in feine Streifen schneiden.
3. Den halben Apfel schälen und in kleine Würfel schneiden.
4. Weintrauben waschen und halbieren.
5. Majoran waschen, putzen, hacken oder getrockneten Majoran verwenden.

ZUBEREITUNG:

1. Öl in einer Pfanne heiß werden lassen.
2. Hühnerbrüste waschen, mit Küchenpapier abtrocknen.
3. Mit Salz und Pfeffer würzen.
4. Hühnerbrüste von beiden Seiten scharf anbraten.
5. Öl in einer weiteren Pfanne (oder einem Wok) erhitzen.
6. Weißkohl mit Salz und Pfeffer leicht anbraten.
7. Apfelstückchen und Weintrauben hinzufügen.
8. Vom Herd nehmen, mit Balsamico abschmecken.

Dazu passt Basmatireis.

Energie: ca. 320 kcal pro Portion

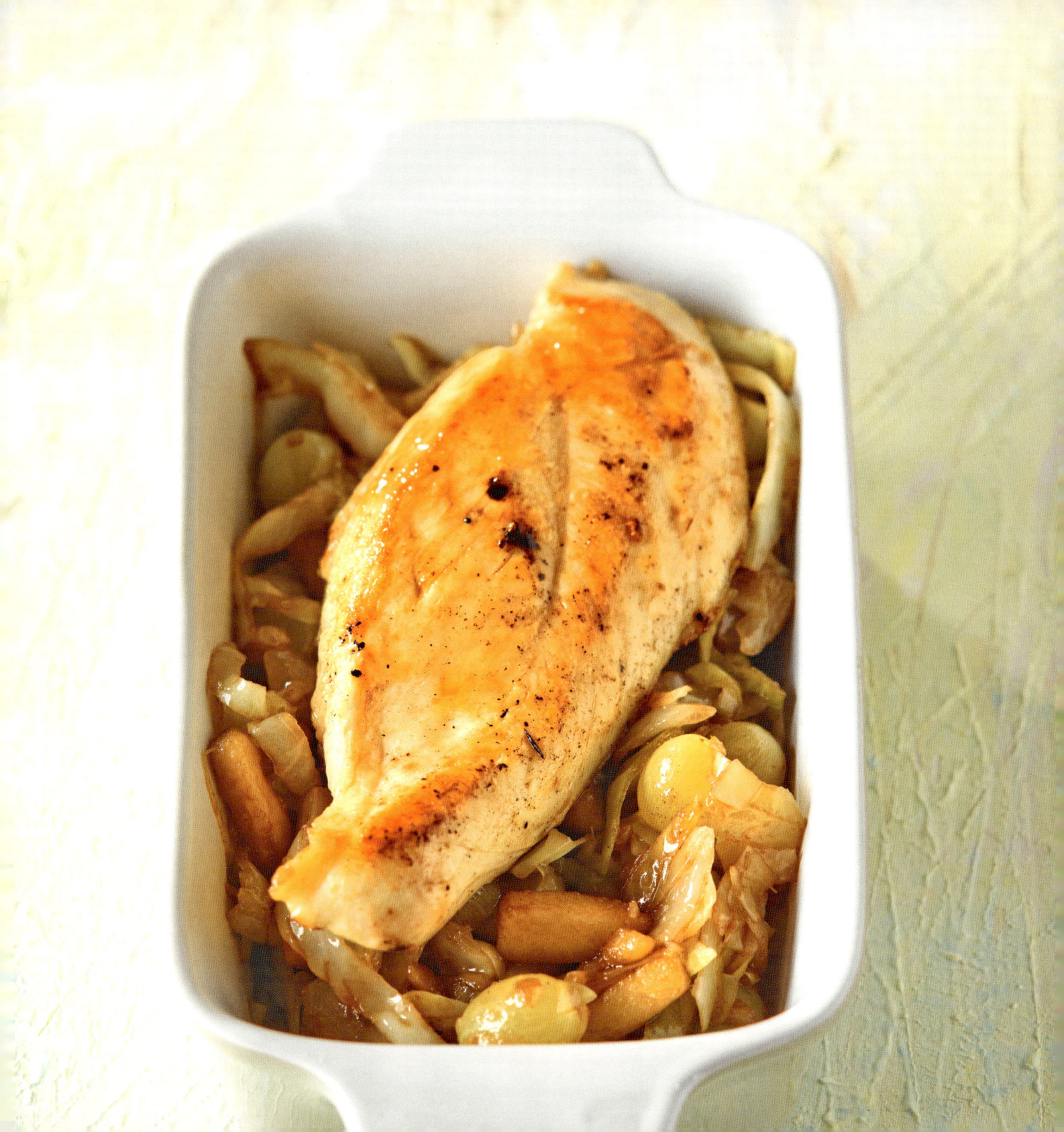

Rotbarschfilet auf Kartoffelsalat

FÜR 4 PORTIONEN:

4 Rotbarschfilets (je ca. 150 g)
100 ml Gemüsebrühe
8 mittelgroße,
festkochende Kartoffeln
2 Schalotten
2 rote Paprika
4 Frühlingszwiebeln
2 EL Olivenöl
1 EL weißer Balsamicoessig
1/2 TL Limonen- oder Zitronensaft
Salz, frisch gemahlener Pfeffer

VORBEREITUNG:

1. Kartoffeln waschen und ungeschält in Salzwasser kochen.
2. Kartoffeln abkühlen lassen (lauwarm), schälen und in Scheiben schneiden.
3. Gemüsebrühe zubereiten.
4. Frühlingszwiebeln putzen und fein schneiden.
5. Schalotten schälen, halbieren und in feine Scheiben schneiden.
6. Paprika putzen, Kerne entfernen und in feine Streifen schneiden.

ZUBEREITUNG:

1. Heiße Gemüsebrühe über die Kartoffeln geben und 10 Minuten ziehen lassen.
2. Paprika, Frühlingszwiebeln und Schalotten unter die Kartoffeln mengen.
3. Essig, Öl und Limonensaft hinzufügen.
4. Mit Salz und Pfeffer aus der Mühle abschmecken.
5. Fisch waschen, mit Küchenpapier trocken tupfen, mit Salz und Pfeffer würzen und in einer Pfanne mit Olivenöl braten.

Energie: ca. 380 kcal pro Portion

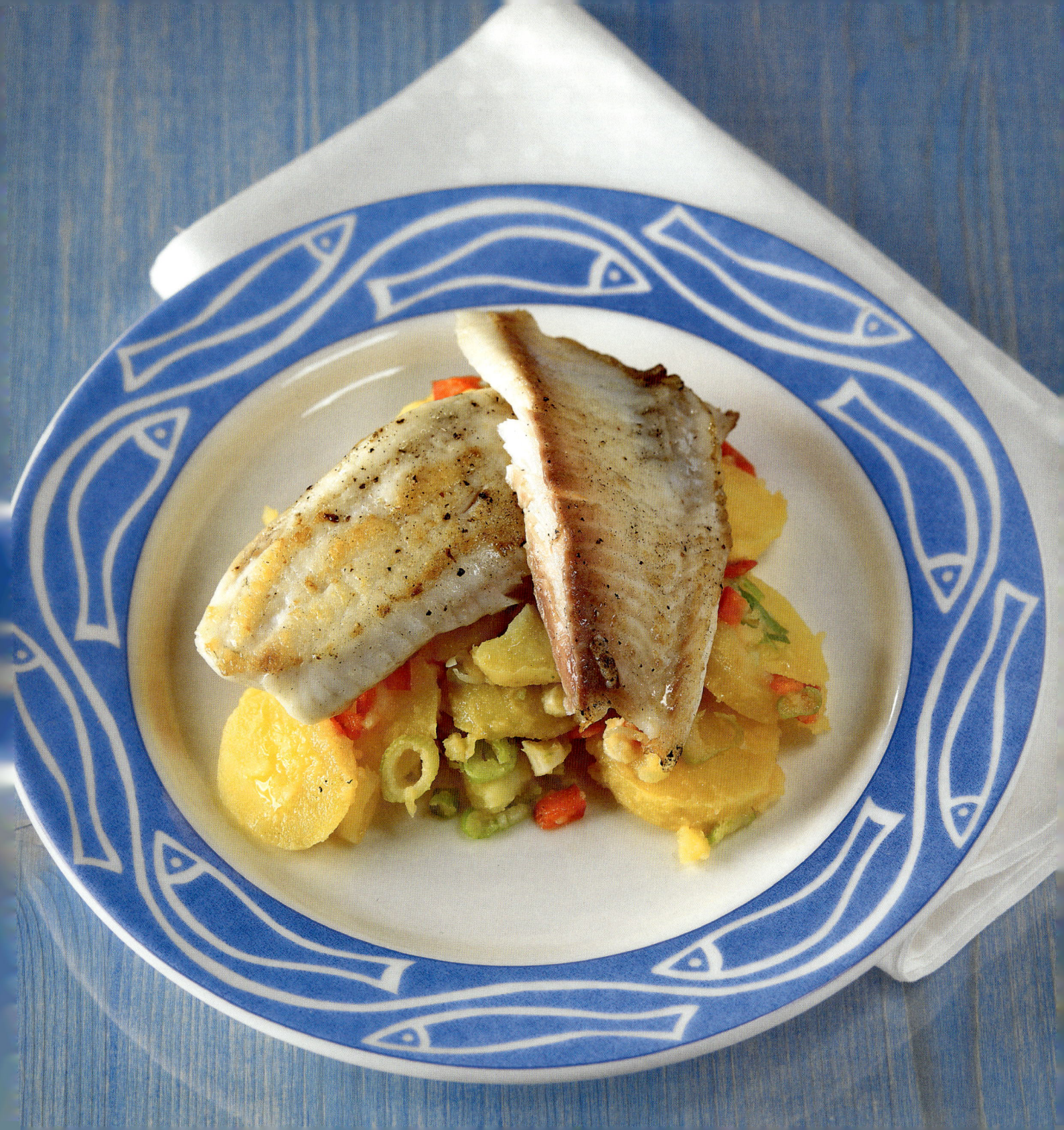

Felchenfilet mit grüner Soße

FÜR 4 PORTIONEN:

400 g Felchenfilets (Reinankenfilets)
Etwas Olivenöl
150 g Magerquark
50 ml Milch
Salz
Pfeffer
100 g Blattspinat (auch tiefgekühlt)
1 Bund Schnittlauch
1/2 Bund Kerbel
1/2 Bund Pimpinelle
1 Schalotte

VORBEREITUNG:

1. Schalotte schälen und in grobe Stücke schneiden.
2. Blattspinat waschen, putzen und in Streifen schneiden.
3. Schnittlauch fein hacken.

ZUBEREITUNG:

1. Quark und Milch vermischen, mit Salz und Pfeffer würzen. Etwas Milch aufheben.
2. Kräuter, Spinat und Schalotte mit etwas Milch im Mixer fein hacken.
3. Unter den Quark mischen.
4. Felchenfilets in Olivenöl dünsten.
5. Wenn der Fisch weich ist, mit Salz und Pfeffer würzen.

Der Felchen oder die Reinanke ist ein Süßwasserfisch, der vor allem in Süddeutschland, z.B. im Bodensee, gefangen und frisch verkauft wird.
Er ist sehr schmackhaft, jedoch manchmal schwer zu bekommen und auch recht teuer. Alternativ können Sie frische Forellen, Saiblinge oder andere Süßwasserfische verwenden.

Energie: ca. 336 kcal pro Portion

Inke Jochims
Süchtig nach Süßem?
So schaffen Sie den Ausstieg aus der Zuckersucht

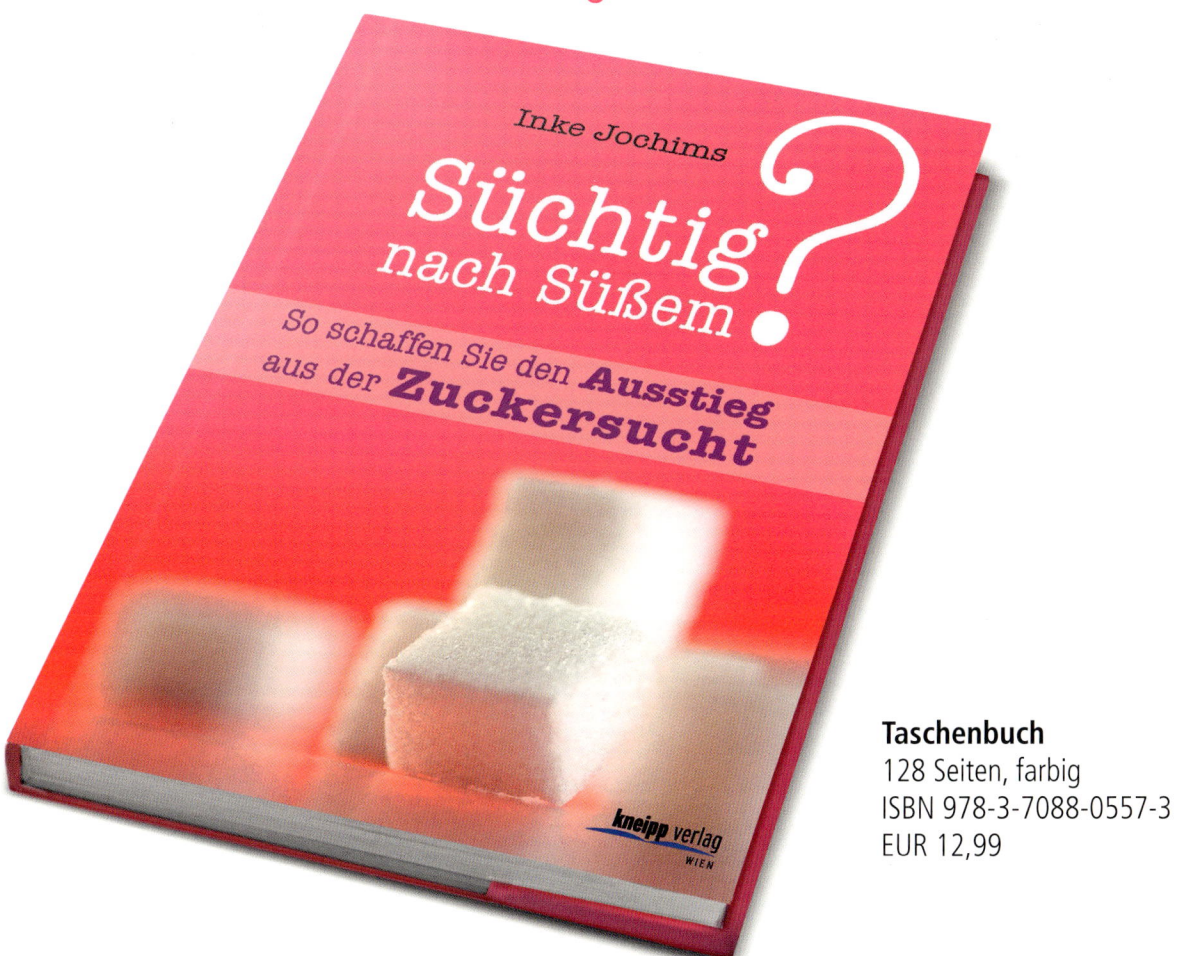

Taschenbuch
128 Seiten, farbig
ISBN 978-3-7088-0557-3
EUR 12,99

Der Bestseller jetzt als Taschenbuch!
Zuckersucht? Für viele Ärzte und Ernährungswissenschaftler ist das nach wie vor kein Thema. Zuckersüchtige werden daher häufig als essgestört etikettiert, was sie aber meist nicht sind. Sie haben kein Problem mit dem Essen, sie haben ein Problem mit Zucker oder Weißmehl, häufig in Kombination mit Fett. Dieses Buch nennt das Problem beim Namen. Zucker und Fett, also Schokolade, Torte, Pizza etc. können süchtig machen und wirken im Gehirn wie eine Droge. Aber wie steigt man aus? Die Lösung liegt in einer typgerechten Ernährung, die Inke Jochims im Buch ausführlich darstellt. Ein 10-Wochen Programm mit vielen Ratschlägen und Tipps hilft Schritt für Schritt, die Sucht zu überwinden!

www.kneippverlag.com

Inke Jochims
Süchtig nach Süßem?
So schaffen Sie den Ausstieg aus der Zuckersucht
Frei werden mit Hilfe von Hypnose!

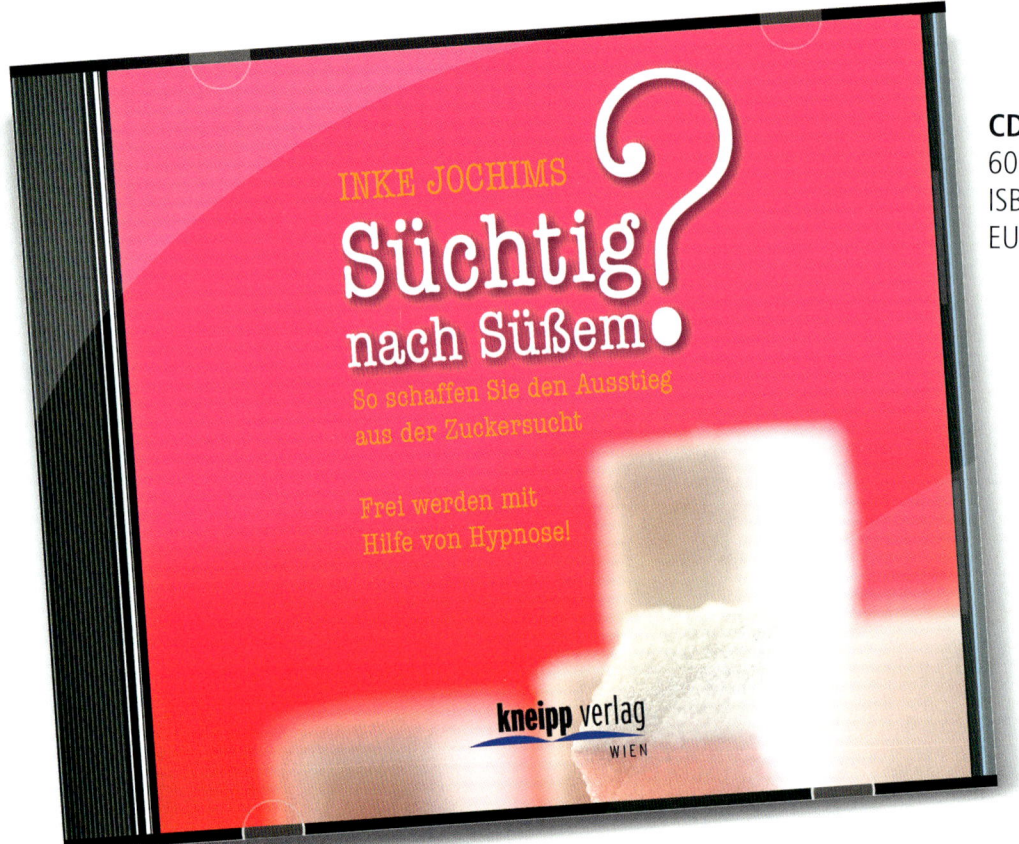

CD
60 Minuten
ISBN 978-3-7088-0578-8
EUR 14,99

Die CD zum Ausstieg aus der Zuckersucht!
Die CD „Süchtig nach Süßem – Frei werden mit Hilfe von Hypnose!" ist die ideale Ergänzung zum Ratgeber und zum Kochbuch. Die CD hilft bei den emotionalen Problemen des Ausstiegs.

www.kneippverlag.com

Inke Jochims hat dafür dreiverschiedene Trancen zusammengestellt, die jeweils ca. 12 bis 15 Minuten dauern und für eine bestimmte Tageszeit konzipiert sind. Sie helfen zu den jeweiligen „kritischen" Tageszeiten, das Vorhaben auch in die Tat umzusetzen.